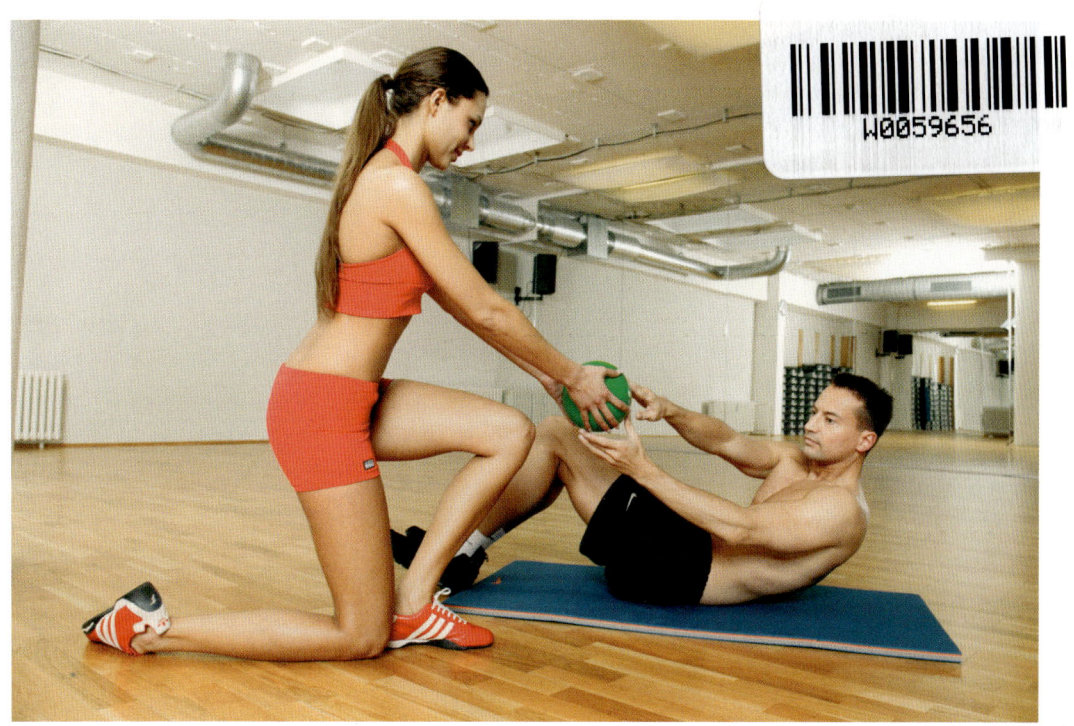

Danksagung des Verfassers
Ich bedanke mich bei meiner Familie für die Unterstützung, insbesondere bei der Praxis für Krankengymnastik von Anne Delp und Angela Spranger-Delp; bei Nongnuch Rasri für die Unterstützung; bei Oliver Schwarz (Pietsch Verlag) für die Zusammenarbeit bei der Verwirklichung meiner Buchprojekte; bei Jürgen Knopf für die gelungene Buchgestaltung; bei dem Fotographen Nopphadol Viwatkamolwat für die schönen Bilder und natürlich bei dem Model Ernst für das hervorragende Teamwork.

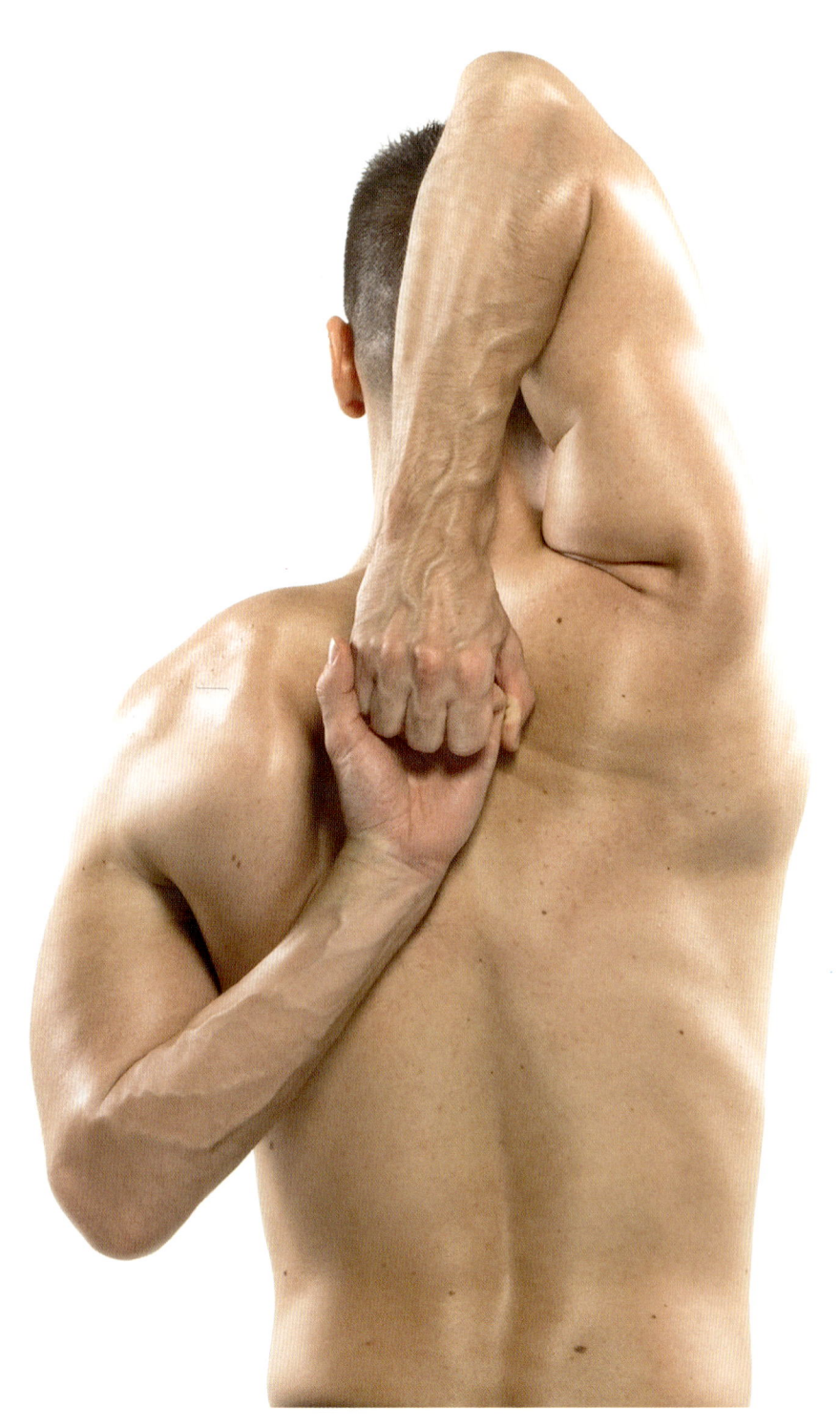

Inhalt

Teil I: Grundlagen   8

Wissenswertes zum Fitnesstraining	11
Trainingsplanung	17
Fitnesstests	21
Ernährung für das Fitnesstraining	28

Teil II: Beweglichkeit   34

Grundlagen Dehnen	36
Übungen für den Oberkörper	40
Übungen für Beine und Gesäß	45

Teil III: Ausdauer   50

Trainingseffekte	52
Die richtige Trainingsintensität	53
Sportarten	56

Teil IV: Kraft   60

Grundlagen Krafttraining	62
Übungen für den Oberkörper	67
Übungen für Beine und Gesäß	85

Teil V: Trainingsprogramm   92

Aufbau einer Trainingseinheit	94
Trainingsplan	97
Workouts	99

Literaturverzeichnis	109
Buchteam	110
Bildverzeichnis	110

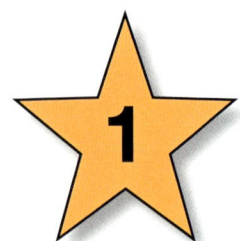

Teil 1: Grundlagen

Voller Energie die Anforderungen in Beruf und Alltag anpacken; hektischen Sitzungen im Büro ebenso wie schweren körperlichen Aufgaben gewachsen sein; im Sommer eine gute Figur machen und die Freizeit abwechslungsreich gestalten, anstatt müde vor dem Fernseher zu sitzen: Für viele Männer sind das entscheidende Maßstäbe der Lebensqualität.

Regelmäßiges Fitnesstraining und gesunde Ernährung bringen Sie in Form und stellen sicher, dass das auch so bleibt. Dieses Buch empfiehlt ausgewählte Übungseinheiten für Beweglichkeit, Ausdauer und Kraft. Mit dem **Beweglichkeitstraining** lösen Sie Verspannungen und verbessern Ihre Körperwahrneh-

mung. Das **Ausdauertraining** reduziert das Körperfett und fördert das Immunsystem. Mit dem **Krafttraining** bringen Sie Ihre Muskulatur in Form und gestalten die Körperproportionen. Wenn Sie sich außerdem noch angemessen ernähren, werden bald auch die überschüssigen Pfunde verschwinden.

Dieses Buch vermittelt die Grundlagen zum Fitnesstraining und zu einer gesunden und bedarfsgerechten Ernährung. Auch stellt es einen ausgewogenen Trainingsplan vor, mit dem Sie Ihre Fitness schrittweise aufbauen können. Die zahlreichen Trainingsvariationen ermöglichen, dass Sie mit diesem Plan langfristig trainieren. Nutzen Sie Fitnesstraining, um Ihrem Körper dauerhaft Gutes zu tun.

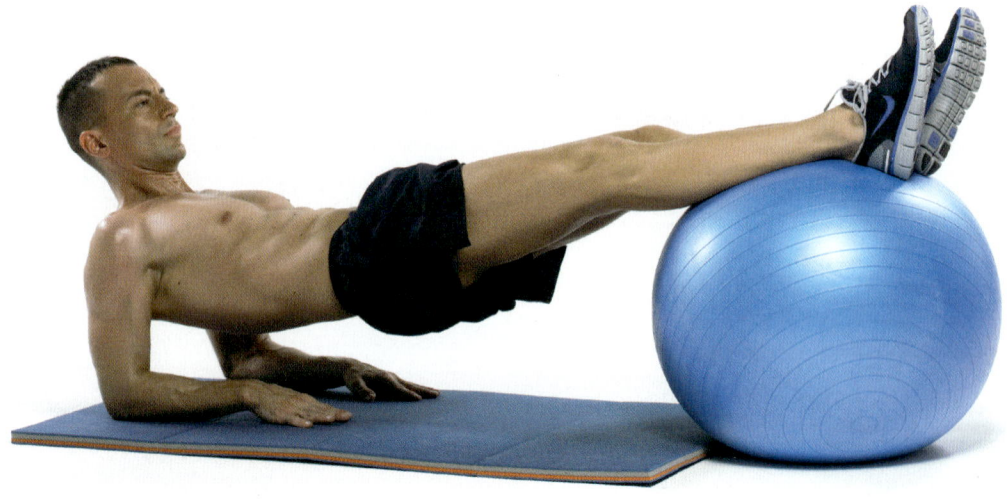

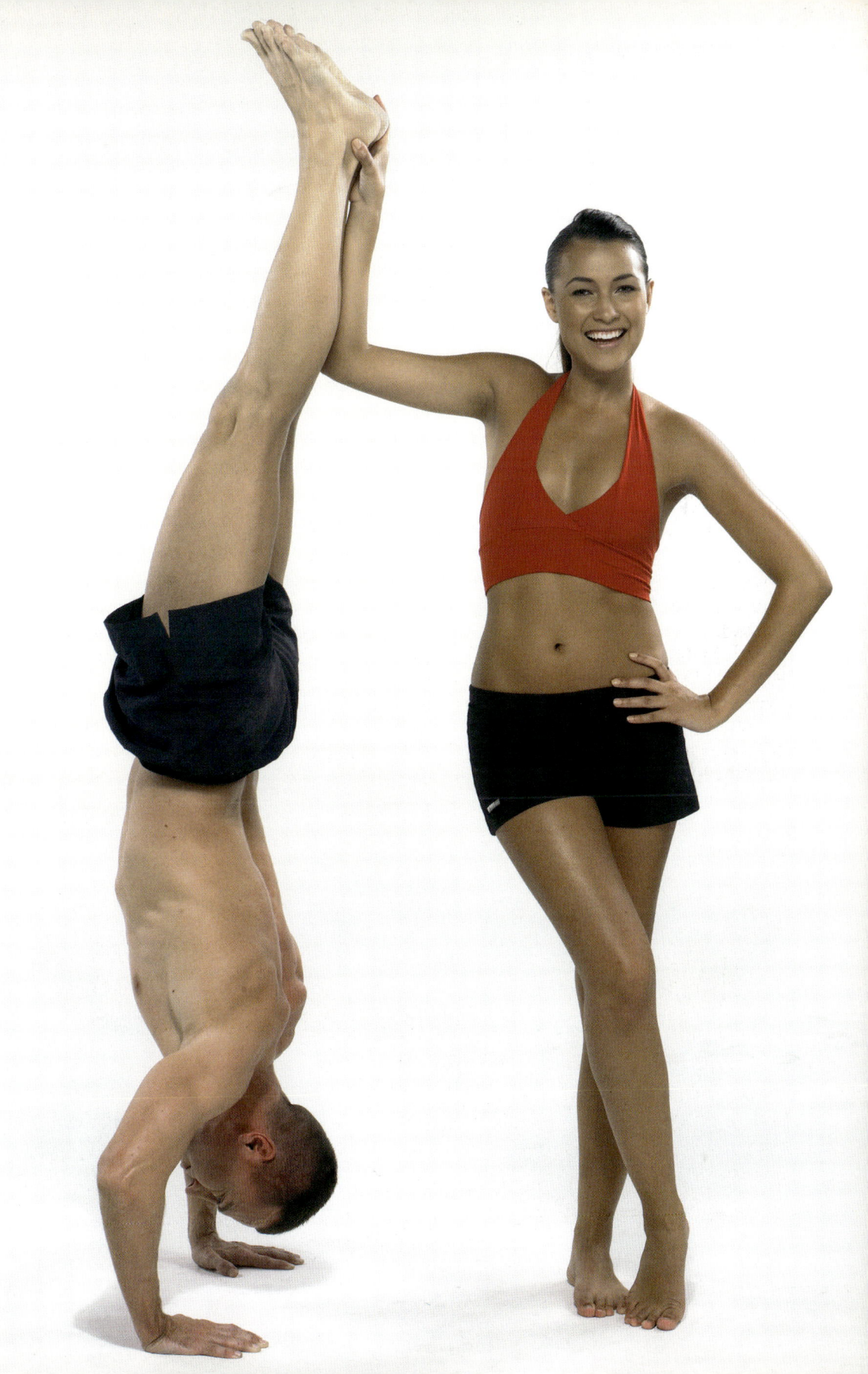

Zum Buchaufbau

Das erste Kapitel verschafft Ihnen eine Übersicht über die Grundlagen des Fitnesstrainings. In diesem Rahmen werden Fitnesstests angeboten, mit denen Sie Ihren Leistungsstand überprüfen können. Außerdem erfahren Sie das Wichtigste zur richtigen Ernährung.

Das zweite Kapitel ist dem Beweglichkeitstraining gewidmet. Sie lernen die wichtigsten Methoden und Regeln zum Dehnen kennen, bevor die Übungen beschrieben werden.

Das dritte Kapitel beschreibt das Ausdauertraining. Sie erfahren, mit welcher Intensität Sie am besten trainieren und welche Sportarten sich für Ihr Training eignen.

Das vierte Kapitel erläutert Wissenswertes rund um das Krafttraining. Dazu werden die besten Methoden und Übungen vorgestellt, sowie zahlreiche Varianten und Intensivierungen der Übungen. Es sind Übungen ausgewählt, die Sie sowohl im Training daheim wie auch im Fitnessstudio ausführen können.

Im fünften Kapitel wird ein Trainingsplan präsentiert, mit dem Sie Ihre Fitness aufbauen und langfristig erhalten können. In diesem Plan sind Workouts zum Dehnen und zum Kräftigen enthalten, ebenso wie Sportarten für das Ausdauertraining. Zum Abschluss ist ein Kontrolltest beigefügt, mit dem Sie Ihren Trainingserfolg langfristig überwachen können.

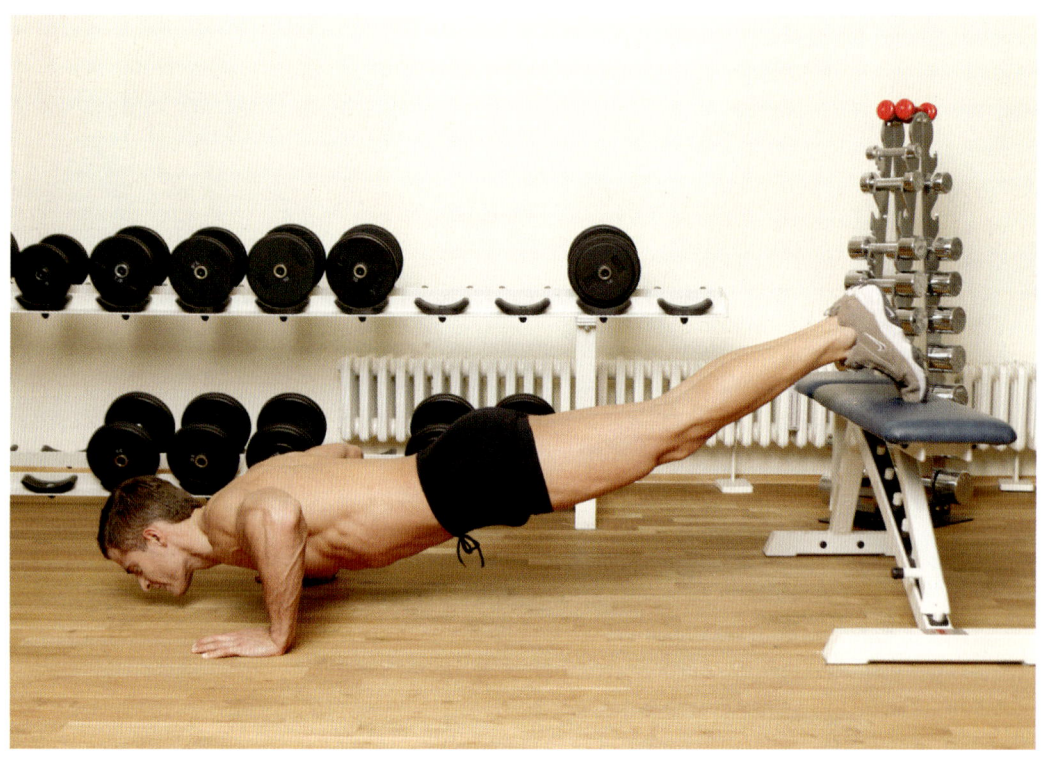

Wissenswertes zum Fitnesstraining

Fit sein bedeutet, dass Sie sich in guter körperlicher Verfassung befinden, leistungsfähig sind und sich den Anforderungen des Alltags jederzeit gewachsen fühlen. Um Ihre Fitness zu erhalten, beziehungsweise zu verbessern, müssen Sie regelmäßig den Körper mit Trainingsreizen fordern. Ansonsten erhöht sich die Leistungsfähigkeit des Körpers nicht, sondern wird wieder abgebaut.

Fitnesskomponenten

Als Komponenten körperlicher Fitness gelten vorrangig Beweglichkeit, Ausdauer, Kraft, Koordination und Schnelligkeit. Im Rahmen eines gesundheitsorientierten Fitnesstrainings, wie es dieses Buch empfiehlt, sind insbesondere Beweglichkeit, Kraft und Ausdauer zu trainieren.

Beweglichkeit
Das Training der Beweglichkeit dient dazu, Beeinträchtigungen des Körperkorsetts vorzubeugen und solche zu verringern, wie Verspannungen der Nacken- und der Rückenmuskulatur.

Ausdauer
Das Training der Ausdauer steigert die körperliche und geistige Leistungsfähigkeit in Beruf und Alltag. Außerdem hilft es, Stresssituationen besser zu bewältigen und Krankheiten des Herz-Kreislaufsystems vorzubeugen.

Kraft
Die Muskelkraft muss trainiert werden, um die körperliche Leistungsfähigkeit zu erhöhen und im Alter zu bewahren. Außerdem können mit diesem Training Muskelungleichgewichte gezielt ausgeglichen werden, die sich durch regelmäßiges Ausführen einseitiger Tätigkeiten oder nach Verletzungen ergeben haben.

Koordination
Mit Übungen für die Koordination, beispiels-weise dem Einbeinstand (siehe S. 24), kann das Fitnessprogramm erweitert werden, um das Gleichgewichtsgefühl und die Reaktionsfähigkeit zu verbessern. Insbesondere nach einer Verletzung und im fortgeschrittenen Alter ist dies von entscheidender Bedeutung.

Schnelligkeit
Im Freizeit- und Gesundheitssport muss dem Training der Schnelligkeit weniger Beachtung gewidmet werden als den bereits genannten Komponenten. Schnelligkeit ist auf Wettkampfebene ausschlaggebend, beispielsweise bei Ballsportarten. Deshalb empfiehlt es sich, sie ins sportartspezifische Training zu integrieren. Fortgeschrittene Fitnesssportler können aber auch das Schnelligkeitstraining, z. B. in Form von Sprintübungen über 60 Meter, mit in ihr Trainingsprogramm aufnehmen.

Trainingsreize – Das Prinzip der Superkompensation

Fitnesstraining erfordert es, dem Körper Trainingsreize zu setzen, um kontinuierlich Leistungsverbesserungen zu erreichen. Dabei ist darauf zu achten, dass alle Muskelgruppen ausgewogen trainiert werden.

Überschwelliger Trainingsreiz
Unser Körper reagiert auf körperliche Belastung mit Anpassungsvorgängen. Wird im Training ein überschwelliger Reiz gesetzt, also eine größere Leistung abgerufen, als in der vorherigen Trainingseinheit, stellt der Organismus nach einer Regenerationsphase ein größeres Leistungsniveau her. Dieser Vorgang, der zur Verbesserung des Ausgangsniveaus führt, wird Superkompensation genannt. Allerdings sind die möglichen Leistungsverbesserungen immer geringer, umso besser unser Körper trainiert ist. Wenn stattdessen nur geringe Reize gesetzt werden, d. h. der Körper wird nicht gefordert, dann erfolgt auch keine Anpassung, sondern maximal ein Erhalt des Leistungsniveaus. Erfolgt keine Reizsetzung, baut sich die Leistungsfähigkeit

des Körpers ab. Muss beispielsweise ein Gipsverband zur Heilung eines Beinbruchs getragen werden, verringert sich die Muskulatur des geschützten Beines deutlich innerhalb weniger Tage. Entscheidend für die Anpassungsvorgänge und die Leistungsverbesserungen ist, mit welcher Intensität und nach welcher Methode der Körper gefordert wird.

Regenerationsphase

Der Organismus benötigt nach dem Trainingsreiz eine Regenerationsphase. In dieser Phase stellt sich der Körper auf den neuen Reiz ein. Nach einem überschwelligen Trainingsreiz verbessert er dann das Ausgangsniveau. Wie lange der Körper zur Regeneration und Anpassung benötigt, hängt von Reizintensität, Trainingszustand und ausgeführter Trainingsmethode ab. Beispielsweise benötigen die trainierten Muskelgruppen nach einem Krafttraining mit der Kraftausdauer-Methode weniger Regenerationszeit als nach einer intensiven Einheit mit der Muskelaufbau-Methode (siehe S. 62–63). Durch eine sinnvolle Regenerationsgestaltung, z. B. Auslaufen, Massagen und ausreichend Schlaf, lässt sich die Erholungsdauer beschleunigen.

Optimaler Trainingseffekt

Der Trainingseffekt ist dann optimal, wenn die Pause zwischen zwei Trainingseinheiten richtig gesetzt ist. Wird dem Körper nicht genug Zeit zur Regeneration gewährt, kann dies zu einem Zustand von Übertraining führen. Wird eine zu lange Pause zwischen zwei Trainingseinheiten gelassen, baut der Körper seine Leistungsfähigkeit wieder ab. Da viele Komponenten auf die Dauer der Regenerationsphase einwirken, lässt sich diese nicht exakt bestimmen. Ziel eines Sportlers muss es ein, seinen Körper immer besser kennen zu lernen, um so die Trainingsplanung optimal zu gestalten.
Zur Orientierung für Einsteiger lässt sich festhalten, dass diese zwischen zwei gleichen Trainingseinheiten ein bis drei Tage pausieren sollten, je nachdem wie intensiv sie die erste Einheit wahrgenommen haben. Damit ambitionierte Sportler häufig ihre Muskelgruppen trainieren können, splitten sie ihr Krafttrainingsprogramm nach Muskelgruppen.

Muskelkunde

Für ein effektives Muskeltraining müssen Sie wissen, welche Muskelgruppen Sie mit welchen Bewegungen trainieren. Im folgenden Abschnitt lernen Sie die wichtigsten Muskelgruppen für das Dehn- und Krafttraining kennen und erfahren deren Hauptfunktionen. Sie müssen sich bei jeder Übung bewusst machen, welche Muskelgruppen dabei aktiviert werden. Mit bewusstem Training gelingt es, die Zielmuskulatur besser einzusetzen, und somit erreichen Sie die besten Ergebnisse. Auch können Sie mit zunehmender Erfahrung die Übungen variieren und intensivieren und dadurch Ihren individuellen Bedürfnissen besser entsprechen.

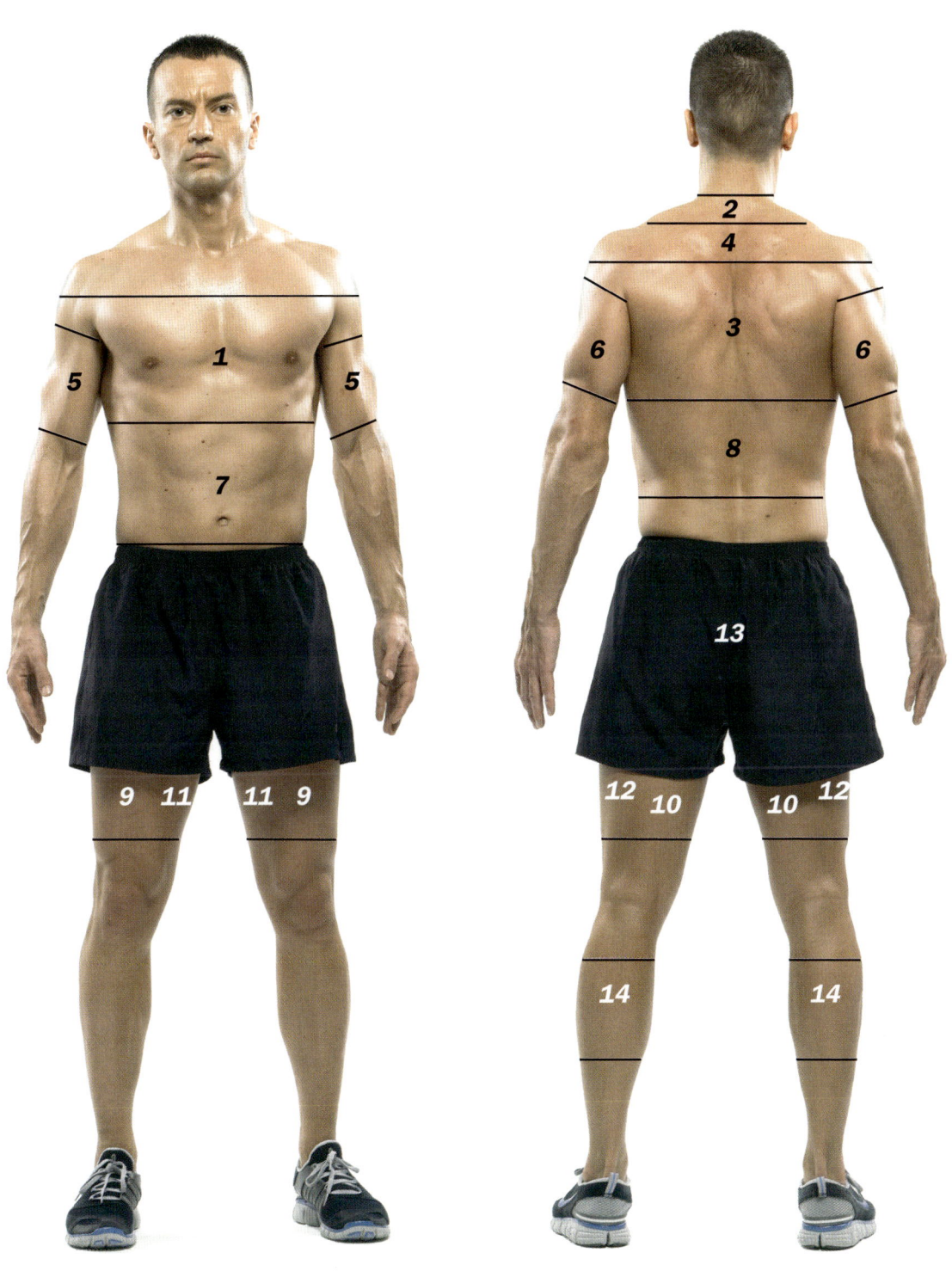

1. Brustmuskulatur

Der große Brustmuskel bedeckt den Brustkorb und verleiht ihm die Form. Er ist an nahezu allen Bewegungen des Schultergelenks beteiligt. Seine Hauptfunktion ist es, den Arm nach vorne zu drücken (Gegenstück zur oberen Rückenmuskulatur). Das Kräftigen der Brustmuskulatur bewirkt eine optisch ansprechende Brustform. Bei vielen Männern sind die Schultern nach vorne gezogen, was aus häufiger Tätigkeit im Sitzen folgt. Durch regelmäßiges Dehnen der Brustmuskulatur lässt sich wieder eine gute Körperhaltung erzielen.

2. Nackenmuskulatur

Die Muskelstränge des Kapuzenmuskels (Trapezius) verlaufen über die Schulter und den oberen Rückenbereich bis hin zum Nacken. Die Hauptfunktionen der Nackenmuskulatur bestehen – je nach Muskelanteil – darin, den Kopf gerade zu halten und ferner die Schultern zu heben, zu senken und nach hinten zu ziehen. Das Kräftigen dieser Muskulatur führt zu einer guten Haltung; u. a. lässt sich so ein Doppelkinn korrigieren. Häufiges Arbeiten am Bildschirm verursacht Verspannungen des Nackens, die sich aber durch regelmäßige Dehnübungen beseitigen lassen.

3. Obere Rückenmuskulatur

Der breite Rückenmuskel gibt dem Rücken seine Form. In starker Ausprägung bildet dieser Muskel die oft gewünschte V-Form. Seine Hauptfunktion ist das Ziehen des Arms nach hinten (Gegenstück zur Brustmuskulatur) oder aus angehobener Position nach unten. Das Kräftigen dieser Muskulatur führt zu einer guten Körperhaltung.

4. Schultermuskulatur

Diese Muskelgruppe ist auch bekannt als Deltamuskel. Sie umschließt das Schultergelenk und gibt so der Schulter ihre runde Form. Der Deltamuskel lässt sich in drei Bereiche gliedern: Der vordere Anteil besitzt die Hauptfunktion, den Arm nach vorne zu ziehen; der seitliche Anteil spreizt den Arm vom Körper ab; und der hintere Anteil führt den Arm nach hinten. Das Training aller drei Anteile bildet eine schöne Schulterform und verhindert Fehlstellungen.

5. Vordere Oberarmmuskulatur

Diese Muskelgruppe ist auch als Bizeps (zweiköpfiger Oberarmmuskel) bekannt. Ihre Hauptfunktion ist das Beugen des Arms im Ellbogengelenk (Gegenstück zur hinteren Oberarmmuskulatur). Das Training führt zu einer Gewebsstraffung der Arme und zu mehr Kraft bei zahlreichen Alltagsbewegungen wie dem Tragen von Einkaufstüten. Wichtig ist es aber, dass die vordere und die hintere Oberarmmuskulatur gleichmäßig trainiert werden, damit keine Ungleichgewichte entstehen.

6. Hintere Oberarmmuskulatur

Diese Muskelgruppe ist auch als Trizeps (dreiköpfiger Oberarmmuskel) bekannt. Ihre Hauptfunktion ist das Strecken des Arms im Ellbogengelenk (Gegenstück zur vorderen Oberarmmuskulatur). Das ausgewogene Training der vorderen und hinteren Oberarmmuskulatur bildet wohlproportionierte Arme. (siehe Abbildung auf der nächsten Seite)

7. Bauchmuskulatur

Diese Muskelgruppe ist besonders wichtig für die Körperhaltung. Ihre Hauptfunktionen sind: das Stabilisieren der Wirbelsäule; ferner das Einrollen, Drehen und Seitwärtsbeugen des Rumpfes (Gegenstück zur Rückenstreckmuskulatur). Das Kräftigen der Bauchmuskulatur bildet eine wohlgeformte Körpermitte und beugt Rückenbeschwerden vor. Sie muss oft trainiert werden, da sich ihre Kraft schnell verringert. Außerdem müssen Bauch- und untere Rückenmuskulatur ein ausgewogenes Verhältnis bilden.

8. Untere Rückenmuskulatur

Diese Muskelgruppe ist auch als Rückenstreckmuskulatur bekannt. Sie verläuft in zwei Strängen vom Becken entlang der Wirbelsäule. Ihre Hauptfunktionen bestehen darin, die Wirbelsäule zu stabilisieren und den Rumpf

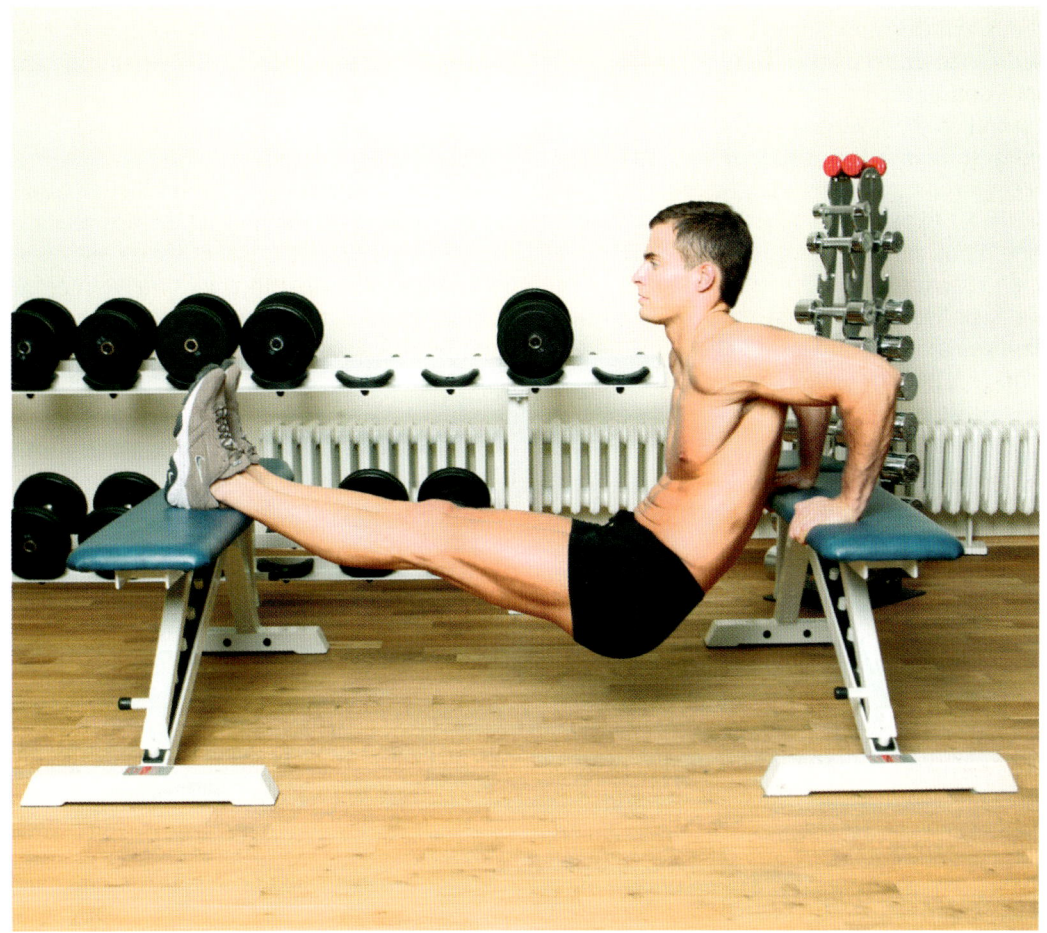

Die sogenannten „Dips" (siehe Übung K 13) kräftigen vorrangig die hintere Oberarmmuskulatur.

aus einer gebeugten Haltung aufzurichten (Gegenstück zur Bauchmuskulatur). Das regelmäßige Training führt zu einer guten Haltung und beugt Rückenbeschwerden vor. Das setzt aber voraus, dass Rücken- und Bauchmuskulatur gleichmäßig gekräftigt werden. Wird hingegen die Bauchmuskulatur vernachlässigt, zieht sich der Rücken zu einem Hohlkreuz zusammen, was Rückenverspannungen und Schmerzen zur Folge hat.

9. Vordere Oberschenkelmuskulatur
Diese Muskelgruppe ist auch als vierköpfiger Oberschenkelmuskel bekannt. Ihre Hauptfunktion ist das Strecken des Kniegelenks (Gegenstück zur hinteren Oberschenkelmuskulatur). Außerdem stabilisiert sie gemeinsam mit der hinteren Oberschenkelmuskulatur das Kniegelenk. Regelmäßiges Training bildet eine wohlgeformte Kontur. Es ist wichtig, dass die vordere und hintere Oberschenkelmuskulatur gleichermaßen gekräftigt wird, damit sich die beiden Muskelgruppen im Gleichgewicht befinden und das Knie optimal schützen.

10. Hintere Oberschenkelmuskulatur
Die Oberschenkelrückseite umfasst drei Muskeln, die sich von der Hüfte (Sitzbein) bis zur Wade ziehen. Ihre Hauptfunktionen bestehen im Beugen des Kniegelenks (Gegenstück zur

vorderen Oberschenkelmuskulatur) und im Aufrichten des Beckens. Bei vielen Menschen ist diese Muskulatur verkürzt, weil sie berufsbedingt ständig sitzen müssen. Auch wird bei einigen Sportarten die vordere Oberschenkelmuskulatur intensiver gekräftigt als die hintere, wodurch ein Muskelungleichgewicht entsteht, das Kniebeschwerden zur Folge hat. Regelmäßiges Dehnen und Kräftigen der hinteren Oberschenkelmuskulatur verhindern solche Probleme.

11. Innere Oberschenkelmuskulatur

Dieser Bereich umfasst die Muskeln an der Innenseite des Oberschenkels, die auch Adduktoren (Schenkelanzieher) genannt werden. Ihre Hauptfunktion besteht darin, das Bein nach innen zu ziehen. Außerdem stabilisieren sie als Gegenstück zur äußeren Oberschenkelmuskulatur das Standbein und verhindern im Grätschstand, dass der Körper nach unten sackt. Aufgrund dieser Stabilisierungsfunktionen ist es notwendig, diese Muskulatur zu kräftigen. Ebenso muss aber auch die äußere Beinmuskulatur trainiert werden, damit diese beiden Muskelgruppen im Gleichgewicht bleiben. Häufig sind die Adduktoren verkürzt, weshalb sie vor dem Kräftigen gedehnt werden müssen.

12. Äußere Oberschenkelmuskulatur

Dieser Bereich umfasst diejenigen Muskeln, die von der Außenseite des Beckens über die Außenseite des Oberschenkels bis hin zum Knie verlaufen. Diese Muskeln werden auch Abduktoren (Schenkelabspreizer) genannt. Ihre Hauptfunktionen bestehen darin, das Bein abzuspreizen und es im Stand zu stabilisieren (Gegenstück zur inneren Oberschenkelmuskulatur). Die Abduktoren müssen regelmäßig trainiert werden, da sie zur Abschwächung neigen. Ihr Training dient nicht nur der Vorbeuge von Knieverletzungen, sondern strafft auch die Oberschenkelaußenseite und führt so zu wohlgeformten Beinen.

13. Gesäßmuskulatur

Diese Muskelgruppe ist auch bekannt als großer Gesäßmuskel, da sie dem Gesäß die Form verleiht. Ihre Hauptfunktion ist es, das Hüftgelenk zu strecken, beispielsweise beim Treppensteigen. Sie wirkt aber auch beim Abspreizen und Anziehen des Beines mit. Regelmäßiges Training strafft das Gewebe am Po und führt zu einer schönen und festen Form. Außerdem vereinfacht eine kräftige Gesäßmuskulatur zahlreiche Bewegungen im Alltag.

14. Wadenmuskulatur

Dieser Bereich zeichnet sich in zwei Strängen entlang der Wadenaußenseite und -innenseite ab. Die Hauptfunktionen der Wadenmuskulatur bestehen im Abdruck der Ferse bei allen Geh-, Lauf- und Sprungbewegungen und in der Stabilisierung des Standfußes. Außerdem ist sie bei der Kniegelenksbeugung beteiligt. Das regelmäßige Training der Wadenmuskulatur formt den Unterschenkel und bewirkt einen dynamischen Gang. Bei vielen Menschen ist die Wadenmuskulatur verkürzt.

Trainingsplanung

Eine sinnvolle Trainingsplanung ist die Grundvoraussetzung, um den Körper erfolgreich zu trainieren und die Leistungsfähigkeit kontinuierlich zu verbessern. Für eine effektive Trainingsplanung empfiehlt es sich, den folgenden fünf Schritten entsprechend vorzugehen.

Zuerst müssen Sie sich den Ist-Zustand Ihres Körpers bewusst machen (Schritt 1). Aus diesen Informationen leiten Sie Ihre Trainingsziele ab, denn nur mit einer klaren Zielsetzung, können Sie effektiv trainieren (Schritt 2). Nun legen Sie einen Trainingszyklus fest, dessen Schwerpunkt auf das Erreichen eines kurzfristigen Ziels ausgelegt ist (Schritt 3). Nach der Trainingsperiode von einigen Wochen und regelmäßigen Kontrolltests führen Sie einen Abschlusstest durch und prüfen, ob Sie das Trainingsziel erreicht haben (Schritt 4 und 5).

Nach Abschluss eines Trainingszyklus beginnen Sie mit einem neuen Programm, wozu Sie direkt zu Schritt 2 übergehen können, vorausgesetzt Sie haben einen ausführlichen Abschlusstest vollzogen.

Schritt 1: Ist-Zustand bestimmen

Prüfen Sie vor Aufnahme Ihres Trainingsprogramms, ob **Risikofaktoren** vorliegen, die eine ärztliche Untersuchung erforderlich machen. Im nächsten Schritt sind die Ist-Werte zu bestimmen. Zu diesem Zweck können Sie die **Fitnesstests** ausführen (siehe S. 21–27). In diesen Tests werden Gewicht, Körperfett und Körpermaße ermittelt, sowie die Leistungsfähigkeit bei den Fitnesskomponenten Beweglichkeit, Koordination, Kraft und Ausdauer geprüft. Notieren Sie die Ergebnisse der beiden Tests im Trainingsbuch (siehe S. 20), denn diese Aufzeichnungen sind die Grundlage für die Erfolgskontrolle im Rahmen Ihres Trainingsprogramms.

Risikofaktoren

Jeder Mann, gleich welchen Alters, sollte seinen Körper trainieren. Dadurch ist ein besserer Schutz vor Krankheiten und Verletzungen gegeben, ebenso steigert sich das allgemeine Wohlbefinden. Schon aus diesen Gründen ist die Aufnahme eines Fitnessprogramms ratsam. Fitnesseinsteiger müssen sich jedoch zuvor folgende Fragen stellen:

1. Bin ich oder war ich vor kurzem krank/verletzt?
2. Habe ich gesundheitliche/körperliche Einschränkungen zu beachten?
3. Bestehen in meinem Fall besondere Risiken wie Übergewicht, Bluthochdruck, hoher Alkoholkonsum oder Rauchen?
4. Bin ich schon seit 12 Monaten nicht mehr regelmäßig sportlich aktiv?
5. Bin ich älter als 35 Jahre?

Wenn Sie eine oder mehrere Fragen bejaht haben, müssen Sie sich vor Aufnahme des Trainings mit Ihrem Arzt absprechen. Andernfalls können Sie Ihr Training umgehend starten. Beachten Sie dabei, dass das Programm mit geringer Intensität begonnen werden muss, um den Körper an die neuen Anforderungen zu gewöhnen.

Schritt 2: Ziele definieren

Als nächstes sind Ihre persönlichen **Trainingsziele** zu definieren. Dazu nutzen Sie die Ergebnisse der zuvor ausgeführten Tests. Außerdem können Sie Ihren Körper optisch prüfen, wozu Sie sich unbekleidet vor einem großen Spiegel betrachten.

Überprüfen Sie Ihre Haltung: ob Sie schief stehen, ob muskuläre Ungleichgewichte bestehen etc. Notieren Sie, was Ihnen an Ihrem Körper gefällt und was nicht. Kritisieren Sie sich aber nicht, sondern versuchen Sie, die Körperformen wahrheitsgemäß zu beschreiben. Akzeptieren und schätzen Sie Unveränderbares, denn es ist das, was Sie als individuelle Person auszeichnet. Beziehen Sie in Ihre Überlegungen auch mit ein, wie viel Zeit Ihnen für das Training zur Verfügung steht und was in diesem Rahmen erreichbar ist. Aus diesen Überlegungen und unter Berücksichtigung der Testergebnisse leiten Sie Ihre Trainingsziele ab. Treffen Sie diese Entscheidungen realistisch, damit Ihre Ziele auch erreichbar sind. Die Ziele werden nach kurz-, mittel- und langfristiger Ausrichtung gegliedert, da kurzfristige Erfolge dazu motivieren, das Training fortzusetzen.

Kurzfristige Ziele beziehen sich üblicherweise auf einen Trainingszyklus von 6–12 Wochen. Ein solches Ziel kann beispielsweise eine Leistungsverbesserung in einer oder mehreren Grundübungen sein, ebenso wie eine Körperfettreduktion um einen bestimmten Prozentsatz. Im Verlauf Ihres Trainings müssen Sie sich immer neue kurzfristige Ziele setzen und anhand dieser den Trainingsplan festlegen.

Schritt 3: Trainingsplan festlegen

Auf Grundlage des kurzfristigen Trainingsziels legen Sie einen Trainingsplan fest, um das Ziel bestmöglich zu erreichen. Der Plan sollte insbesondere die Fitnesskomponenten Beweglichkeit, Ausdauer und Kraft berücksichtigen.

Dieses Buch stellt Ihnen einen solchen Plan vor, in dem auch Workouts für die ersten Trainingswochen enthalten sind. Passen Sie den Plan und die Workouts mit fortschreitender Trainingserfahrung an Ihre Trainingsziele an. Ergänzen Sie beispielsweise Übungen in den Workouts, um Muskelungleichgewichte zu vermindern, und verlängern Sie die Dauer des Ausdauertrainings, um Körperfett zu reduzieren.

Nutzen Sie einen Trainingsplan für einen Zyklus von einer Länge von 6–12 Wochen. Eine Trainingszeit von 6 Wochen ermöglicht

es, deutliche Ergebnisse festzustellen. Sie sollten aber nicht länger als 12 Wochen nach dem gleichen Programm trainieren, um dem Körper immer neue Trainingsreize zu setzen und eine Leistungsstagnation zu vermeiden.

Wenn es das Ziel ist, eine bestimmte Übungsleistung zu verbessern, z. B. Anzahl der möglichen Klimmzüge, kann auch ein intensives Programm über eine Dauer von 2–4 Wochen sinnvoll sein. Üblicherweise werden aber nur von Fortgeschrittenen Trainingszyklen verwendet, die eine Dauer von 6 Wochen unterschreiten.

Im Trainingsplan müssen Sie festlegen, welche Übungen Sie nutzen, wie viele Sätze und Wiederholungszahlen (Trainingsmethode) Sie ausführen werden und wie Sie Ihren Wochentrainingsplan aufbauen. Wenn Sie eine deutliche Körperfettreduktion planen, dann ist es auch erforderlich, dass Sie Ihre Ernährung umstellen.

Schritt 4: Trainingsperiode

Nach Zieldefinition und Festlegung eines Programms beginnen Sie die Trainingsperiode von üblicherweise 6–12 Wochen.

Achten Sie bei den **Dehnübungen** darauf, dass Sie die Positionen vorsichtig einnehmen, um keine Verletzungen zu riskieren. Vermeiden Sie Überlastungen im **Ausdauertraining**. Steigern Sie stattdessen kontinuierlich die Längen der Strecken.

Führen Sie in den ersten Trainingseinheiten die **Kraftübungen** mit eher wenig Gewicht/Intensität aus. Der Körper muss sich erst an die neuen Bewegungsabläufe gewöhnen. Steigern Sie die Gewichte/Intensitäten nicht zu schnell, damit es nicht zu Überlastungen kommt.

Machen Sie nach jeder Trainingseinheit Notizen in Ihrem **Trainingsbuch**. Halten Sie die ausgeführten Übungen, die Wiederholungszahlen und die Intensitäten für jede Trainingseinheit fest. Auch empfiehlt es sich, Informationen zu den Rahmenbedingungen des Trainings zu notieren, wie Schlaf, Befinden und Ernährung, da diese einen entscheidenden Einfluss auf die Trainingsleistungen haben. Anhand dieser Notizen können Sie langfristig die Entwicklung Ihrer Leistungsfähigkeit nachvollziehen.

Der Trainingserfolg muss durch regelmäßige **Kontrolltests** überprüft werden. Zu diesem Zweck werden der Körpertest und die Leistungstests wiederholt. Es empfiehlt sich alle 2–4 Wochen eine solche Trainingskontrolle vorzunehmen. Die Ergebnisse werden im Trainingsbuch festgehalten, da sie notwendige Informationen für die Festlegung neuer Trainingsprogramme liefern.

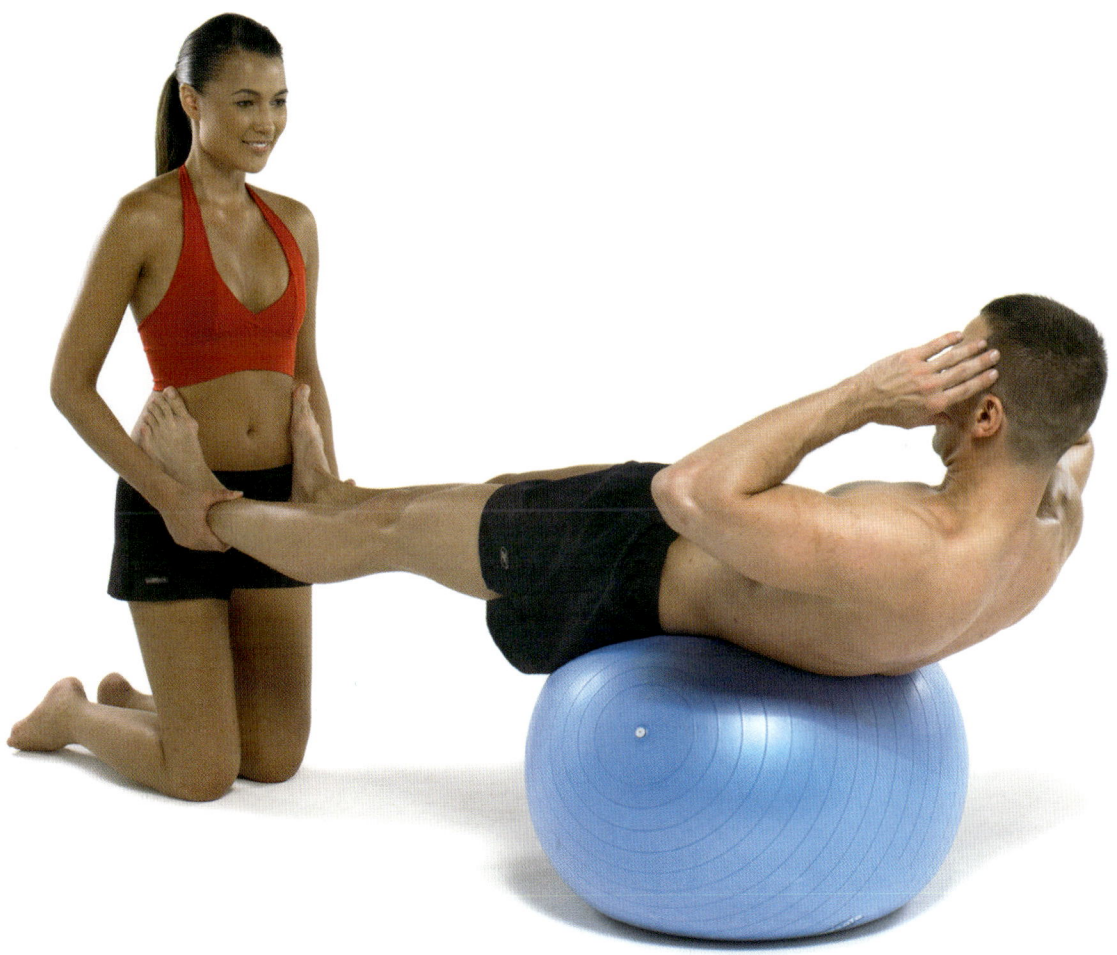

Zahlreiche Übungen (wie K 14: Crunch) können Sie durch den Einsatz eines Gymnastikballs und mit Trainingspartner intensivieren. Generell müssen Sie jedoch bei Übungsintensivierungen sehr vorsichtig vorgehen, da das Risiko besteht, den Körper zu überlasten. Weiterführende Informationen zu dem Training mit Kleingeräten, wie dem Gymnastikball, liefert das Buch „Perfektes Workout mit Kleingeräten" (Delp 2008).

Trainingsbuch

Für jeden Sportler – gleich welcher Sportart – empfiehlt es sich, ein Trainingsbuch anzulegen, in dem er alle wichtigen Informationen zu Zielen, Trainingsplanung, Trainingsperiode und Leistungstests festhält. Durch die Aufzeichnungen erhalten Sie einen besseren Überblick über die Entwicklung Ihres Körpers. Sie werden feststellen, wie sich Ihre Leistungsfähigkeit und Ihre Körperkonturen im Trainingsverlauf positiv verändern. Auch können Sie daran erkennen, wie der Körper auf Trainingsstimulationen reagiert und können somit geeignete individuelle Trainingspläne gestalten. Wenn Sie beabsichtigen, Ihr Körperfett deutlich zu reduzieren, dann sind auch einige kurze Notizen zu Ihrer Ernährung empfehlenswert. Eine genaue Nahrungsauflistung ist hingegen im Normalfall überzogen.

Sollten Sie den Eindruck haben, dass Ihre Leistung stagniert, können Sie anhand der Aufzeichnungen überprüfen, ob dies tatsächlich der Fall ist. Ausführliche Aufzeichnungen zeigen Ihnen mögliche Gründe für eine solche Stagnation und ermöglichen es Ihnen, das Programm so umzustellen, dass sich wieder Trainingserfolge einstellen. Auch wenn eine Phase mit geringer Motivation auftritt, helfen die Aufzeichnungen im Trainingsbuch. Schauen Sie nach, wie sich Ihre Körperproportionen über die Trainingsmonate hinweg positiv verändert haben. Vergleichen Sie die Testwerte zu Trainingsbeginn mit den aktuellen Werten. Denn schon nach wenigen Trainingsmonaten werden sich signifikante Leistungsverbesserungen einstellen.

Die Gestaltung und der Aufbau des Trainingsbuchs sind abhängig von Ihren Bedürfnissen. Ein Ringbuch ist empfehlenswert, da dann Blätter zugeheftet und Änderungen vorgenommen werden können. Am besten wählen Sie ein Buch in der Größe DIN-A4, und heften Blätter ab, die Sie am Computer entwerfen.

Schritt 5: Abschlusstest

Am Ende der Trainingsperiode führen Sie einen Abschlusstest aus, wozu die Kriterien des Eingangstests zu den Körperproportionen erneut vermessen werden. Auch die Leistungstests sollten wieder durchgeführt werden. Die Ergebnisse notieren Sie im Trainingsbuch.

Danach beginnen Sie wieder mit Schritt 2, um neue kurzfristige Trainingsziele festzulegen. Dazu vergleichen Sie die Testergebnisse der Kontroll- und Abschlusstests mit denen des Eingangstests. Basierend auf diesen Vergleichen und unter Berücksichtigung der langfristigen Trainingsziele bestimmen Sie ein neues kurzfristiges Trainingsziel. Zur Erfüllung des neuen Ziels legen Sie einen neuen Trainingszyklus fest (Schritt 3).

Nutzen Sie bei der Programmfestlegung die Informationen aus dem Trainingsbuch, da diese wichtige Informationen über die Reaktionen des Körpers auf unterschiedliche Trainingsreize liefern. Schließlich beginnen Sie mit der neuen Trainingsperiode (Schritt 4) und beenden diese wieder mit einem Abschlusstest (Schritt 5).

Sie sollten das beschriebene Vorgehen für die Trainingsplanung kontinuierlich fortführen, da es sicherstellt, dass dem Körper fortlaufend neue Trainingsreize gesetzt und Leistungsverbesserungen erreicht werden.

Fitnesstests

Bevor Sie mit dem Fitnesstraining beginnen, ist es wichtig, dass Sie sich über Ihren Fitnesszustand klar werden. Dazu machen Sie den Körper- und die Fitnesstests und halten diese Ergebnisse in Ihrem Trainingsbuch fest. Führen Sie in regelmäßigen Zeitabständen diese Tests erneut aus, so können Sie die körperliche Entwicklung langfristig mitverfolgen.

Die Tests dienen dazu, Kontrollwerte für die körperliche Leistungsfähigkeit zu ermitteln. Bei den Fitnesstests werden die Beweglichkeit, Koordination, Kraft und Ausdauer getestet, da deren regelmäßiges Überprüfen den Leistungsfortschritt und die Wirksamkeit des Trainings sichtbar macht.

Für dieses Buch sind Tests ausgewählt worden, die sich seit langem im Fitnesstraining bewährt haben und die Rückschlüsse auf wichtige Muskelgruppen ermöglichen. Beispielsweise verhindert ein kräftiges Rumpfkorsett Rückenprobleme, die u. a. durch vorwiegend sitzende Tätigkeiten verursacht werden. Dabei sind nicht nur die Kraft der Bauchmuskulatur und die der unteren Rückenmuskulatur entscheidend, sondern auch das Verhältnis dieser beiden Muskelgruppen zueinander.

Führen Sie die Tests in der genannten Reihenfolge aus, da Sie mit dem Krafttest und dem Ausdauertest Ihre Muskulatur ermüden und es danach nicht mehr sinnvoll ist, Beweglichkeit und Koordination zu testen.

Sie müssen die Testreihenfolge und Ihr Aufwärmprogramm auch bei späteren Kontrolltests beibehalten, da Sie andernfalls verfälschte Vergleichswerte erhalten. Das Dehnergebnis fällt beispielsweise deutlich unterschiedlich aus, wenn Sie sich vor einem Test gründlich aufwärmen, vor einem anderen hingegen nicht.

Anmerkung für Neueinsteiger

Wenn Sie die Testübungen noch nicht kennen, sollten Sie diese vor dem Test einige Male trainieren, da Sie sonst nicht voll leistungsbereit sind. Außerdem muss vor dem Test sichergestellt sein, dass Sie gesund sind. Sollten Risikofaktoren zu befürchten sein, müssen Sie Ihre Gesundheit von einem Arzt kontrollieren lassen (siehe S. 17).

Körpertest

Um Ihren Körperzustand zu überprüfen, ermitteln Sie Ihr Gewicht, Ihren Körperfettanteil und Ihre Körpermaße. Die Ergebnisse vermerken Sie in Ihrem Trainingsbuch. Messen Sie den Umfang von Oberarmen, Brust, Taille, Hüften, Oberschenkeln und Waden, da an diesen Stellen die deutlichsten Veränderungen feststellbar sind. Ziel ist es, an der Taille möglichst wenig Umfang zu haben und an den anderen Partien möglichst viel Umfang. Dementsprechend messen Sie die Taille an der schmalsten und alle anderen Bereiche an der breitesten Stelle. Die Ergebnisse halten Sie in einer Checkliste fest. Diese Notizen sind notwendig, weil sie den Trainingserfolg sichtbar machen.

Etwa alle 2–4 Wochen sollten Sie diese Messungen wiederholen. Sie müssen die Messungen immer zur gleichen Tageszeit vornehmen, damit Sie aussagefähige Vergleichswerte erhalten. Messen Sie sich am besten morgens direkt nach dem Aufstehen, noch vor dem Frühstück. Sie sollten aber Ihre Proportionen nicht zu oft prüfen, um sich keinem Leistungsdruck auszusetzen. Schließlich sollten Sie stets Spaß am Training haben, denn sonst werden Sie es bereits nach kurzer Zeit wieder aufgeben.

Nach Beendigung Ihres mehrwöchigen Trainingsprogramms führen Sie einen Abschlusstest durch. Wenn Sie dabei feststellen, dass Sie Ihre Trainingsziele nicht erreicht haben, müssen Sie Ihr Programm deutlich umstellen und möglicherweise auch Ihre Ziele unter realistischeren Gesichtspunkten neu festsetzen.

Erstellen Sie sich am Computer die nachfolgende Tabelle und tragen Sie darin Ihre Werte ein.

Kategorie	Testergebnisse
Datum	
Gewicht	
Körperfett	
Rechter Oberarm	
Linker Oberarm	
Brustmitte	
Taille	
Hüfte	
Rechter Oberschenkel	
Linker Oberschenkel	
Rechte Wade	
Linke Wade	

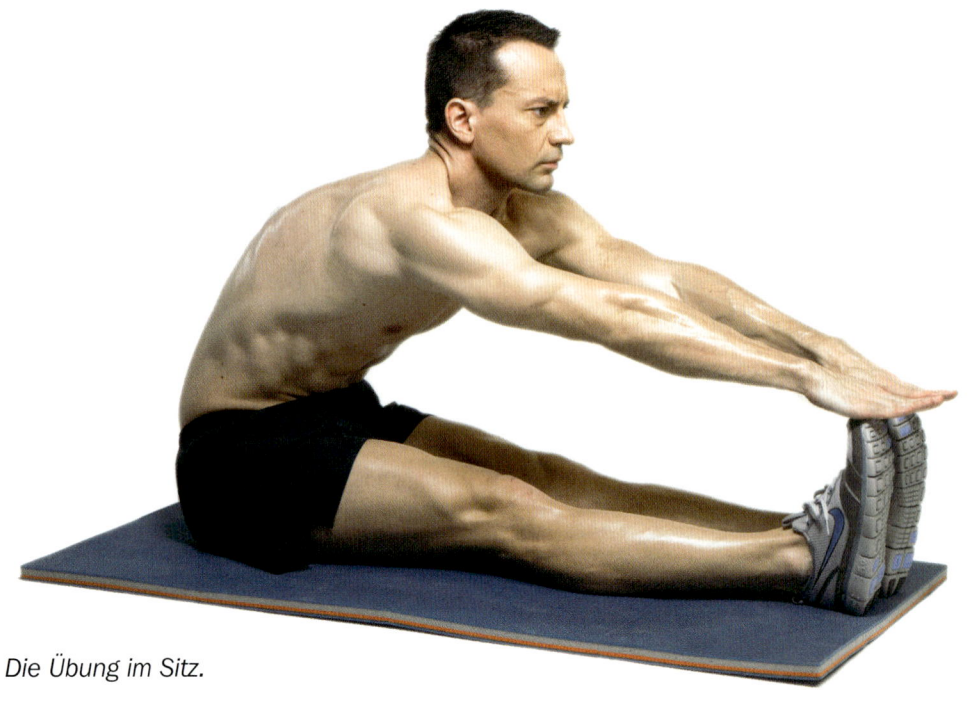

Die Übung im Sitz.

Beweglichkeitstest

Als Test ist die Übung „Rumpfbeugen" ausgewählt, um die Beweglichkeit der Körper-
rückseite zu prüfen. Der Test ist wichtig, da
diese Muskulatur bei zahlreichen Personen
verkürzt ist.

Sie sitzen mit gestreckten Beinen auf dem
Boden; die Fußspitzen sind angezogen.
Während Sie ausatmen, bewegen Sie sich
langsam mit den Fingerspitzen voran nach
vorne, wobei der Rücken gerade bleibt. Sobald Sie einen deutlichen Dehnreiz spüren,
halten Sie diese Position für einige Sekunden. Sie dürfen in dieser Position bei durch-
gedrückten Kniekehlen keinen Schmerz
verspüren. Messen Sie nun die Position der
nach vorne gestreckten Fingerspitzen.

Als Alternative kann die Übung auch im
Stand ausgeführt werden. Beugen Sie
den Oberkörper soweit als möglich nach
vorne und messen Sie die Position der gestreckten Finger. Achten Sie darauf, dass
die Kniekehlen durchgedrückt sind. Fortgeschrittene führen die Übung auf einem
Stuhl aus, damit die Hände nicht den Boden berühren.

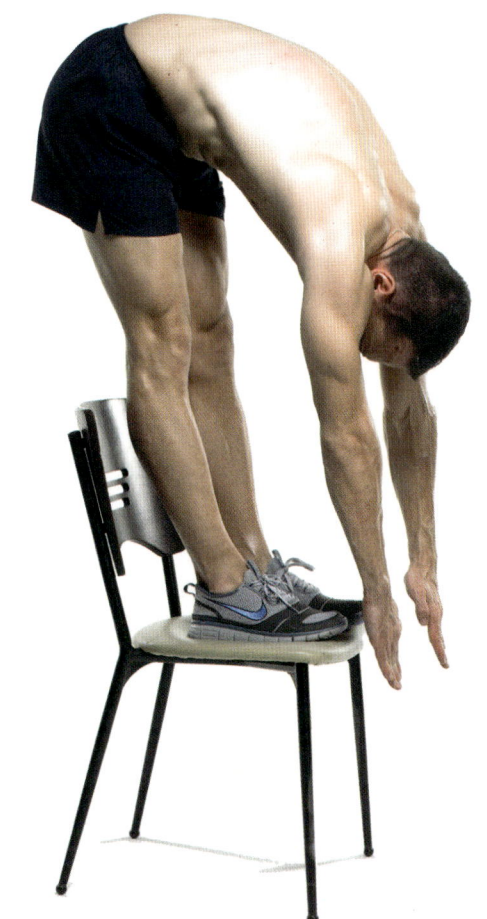

Die Übung im Stand.

Ergebnis	Position der gestreckten Finger	Wertung
Position 1	Der Abstand zu den Zehen übersteigt eine Handlänge	ungenügend
Position 2	Der Abstand zu den Zehen beträgt etwa Fingerlänge	schwach
Position 3	Die Fingerspitzen erreichen die Zehen	mittel
Position 4	Die Fingerspitzen überragen die Zehen etwa um Fingerlänge	gut
Position 5	Die Handgelenke befinden sich etwa auf Höhe der Zehen	sehr gut

Koordinationstest

Mit dem Einbeinstand können Sie die Koordination testen und trainieren. Stellen Sie sich aufrecht hin und halten Sie ein Bein in der Luft. Das Standbein ist leicht gebeugt; die Hände sind in die Hüften gestemmt. Belasten Sie Ferse, Fußaußenseite und Fußballen des Standbeines. Achten Sie darauf, dass Sie die Schultern gerade halten und nicht eine Schulter zum Ausgleich nach oben ziehen.

Position 1: Einbeinstand mit geöffneten Augen.
Position 2: Einbeinstand mit geschlossenen Augen.
Position 3: Einbeinstand mit Kopfdrehen zur rechten und linken Seite.

Beginnen Sie den Test mit der Position 1. Wenn Sie diese Position über 15 Sekunden halten können, schließen Sie die Augen und nehmen so die Position 2 ein. Gelingt es Ihnen, auch diese Position 15 Sekunden zu halten, dann drehen Sie zusätzlich den Kopf in einer langsamen Bewegung zur rechten und zur linken Seite (Position 3).
Die Positionen 1–3 werden auch im Koordinationstraining eingesetzt. Als Variante können Sie mit dem angehoben Bein Schwünge nach vorne, hinten und zur Seite machen, sowie die Übung auf einem Therapiekreisel ausführen.

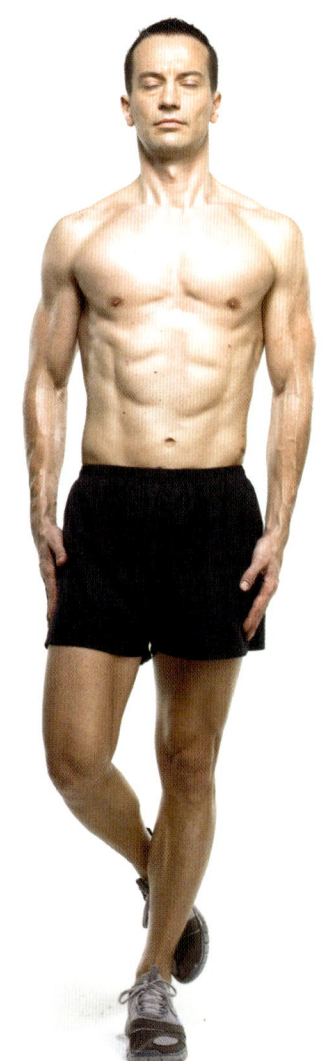

Position 2.

Übung	Dauer	Wertung
Pos. 1	weniger als 5 Sek.	ungenügend
Pos. 1	mindestens 5 Sek. weniger als 15 Sek.	schwach
Pos. 1 Pos. 2	mindestens 15 Sek. weniger als 15 Sek.	mittel
Pos. 2 Pos. 3	mindestens 15 Sek. weniger als 15 Sek.	gut
Pos. 3	mindestens 15 Sek.	sehr gut

Krafttest Rumpf

Bei dem Test der Rumpfmuskulatur müssen gute, aber auch ähnliche Ergebnisse für die Bauch- und die untere Rückenmuskulatur erreicht werden. Ein Wertungsunterschied ist unproblematisch, ergeben sich jedoch zwei oder mehr Wertungsunterschiede, müssen Sie vorwiegend Ihre schwache Muskulatur trainieren, da ungleiche Verhältnisse der Rumpfmuskulatur zu Rückenproblemen führen können.

Bauchtest

Sie befinden sich in Rückenlage, die Beine sind angewinkelt und die Fersen sind aufgestellt. Heben und senken Sie den Oberkörper, ohne ihn abzulegen. Die gesamte Bewegung erfolgt aus der Bauchmuskulatur. Die Übung wird solange wiederholt, wie Sie diese technisch korrekt ausführen können.

Wiederholungen Bauch	Wertung
weniger als 5 Wdh.	ungenügend
mindestens 5 Wdh. weniger als 10 Wdh.	schwach
mindestens 10 Wdh. weniger als 20 Wdh.	mittel
mindestens 20 Wdh. weniger als 30 Wdh.	gut
mindestens 30 Wdh.	sehr gut

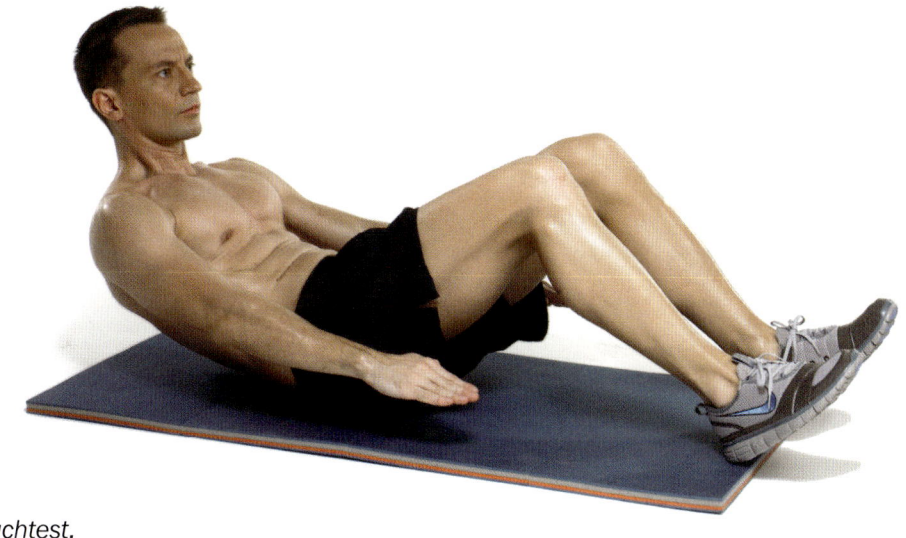

Bauchtest.

Rückentest

Sie befinden sich in Bauchlage, die Arme sind nach vorne gestreckt und die Stirn ist aufgelegt. Spannen Sie Bauch- und Gesäßmuskulatur an und heben Sie gleichzeitig Kopf, Arme und Beine ab. Die Arme sind etwas höher als der Kopf, die Stirn wird parallel zum Boden gehalten und die Beine sind gestreckt. Achten Sie auf eine angespannte Bauchmuskulatur. Halten Sie diese Position, solange Sie sie korrekt ausführen können.

Haltedauer Rücken	Wertung
weniger als 10 Sek.	ungenügend
mindestens 10 Sek. weniger als 25 Sek.	schwach
mindestens 25 Sek. weniger als 60 Sek.	mittel
mindestens 60 Sek. weniger als 90 Sek.	gut
mindestens 90 Sek.	sehr gut

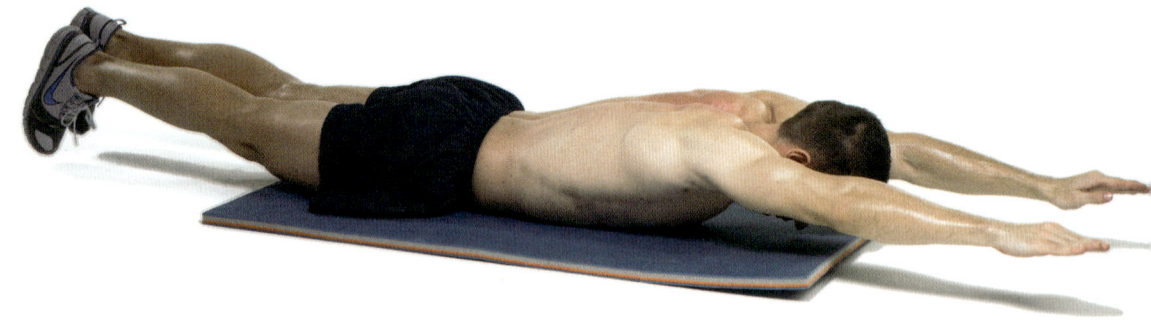

Rückentest.

Ausdauertest			
Alter: etwa 20 Jahre	**Alter: etwa 30 Jahre**	**Alter: etwa 40 Jahre**	**Wertung**
weniger als 2,2 km	weniger als 2,0 km	weniger als 1,8 km	ungenügend
mindestens 2,2 km, weniger als 2,4 km	mindestens 2,0 km, weniger als 2,2 km	mindestens 1,8 km, weniger als 2,0 km	schwach
mindestens 2,4 km, weniger als 2,6 km	mindestens 2,2 km, weniger als 2,4 km	mindestens 2,0 km, weniger als 2,2 km	mittel
mindestens 2,6 km, weniger als 2,8 km	mindestens 2,4 km, weniger als 2,6 km	mindestens 2,2 km, weniger als 2,4 km	gut
mindestens 2,8 km	mindestens 2,6 km	mindestens 2,4 km	sehr gut

Zum Test der Ausdauer können Sie den Cooper-Test einsetzen. Dieser Test ist nach dem Arzt Dr. Kenneth Cooper benannt (siehe Literaturverzeichnis S. 109) und hat sich als Ausdauertest in der Praxis schon seit langer Zeit bewährt. Für den Test wird vorausgesetzt, dass Sie bereits über Lauferfahrung verfügen. Andernfalls besteht das Risiko, dass Sie sich überfordern. Männer, die über einen längeren Zeitraum hinweg nicht sportlich aktiv waren, sollten deshalb auf den Test vorerst verzichten. Sie können den Test erst nutzen, wenn sie regelmäßig über einige Wochen hinweg Lauftraining ausgeübt haben.

Für den Test benötigen Sie eine genau abgemessene Laufstrecke, wie eine 400-m-Bahn in einem Stadion. Sie bewegen sich exakt 12 Minuten lang so weit wie möglich auf dieser Strecke. Dieses Verfahren wird bei späteren Kontrolltests wiederholt, um Leistungsfortschritte feststellen zu können.

Männer, die älter als 40 Jahre sind, reduzieren die obigen Laufdistanzen pro weitere 5 Lebensjahre um 0,1 km. Die Bewertungen sind den Zwecken des Buches angepasst und unterscheiden sich deshalb z. T. von den Maßstäben, die Cooper ansetzt.

Ergebnisse Ihres Leistungstests		
Test	**Testwert**	**Wertung**
Beweglichkeitstest		
Koordinationstest		
Krafttest Bauch		
Krafttest Rücken		
Ausdauertest		

Ernährung für das Fitnesstraining

Die Ernährung ist die Grundvoraussetzung, um leistungsfähig in Alltag und Sport zu sein und die gewünschte Körperstatur aufzubauen. Umso besser es Ihnen gelingt, eine gesunde und auf Ihren Verbrauch optimierte Ernährung zusammenzustellen, desto besser werden die Effekte Ihres Fitnesstrainings zur Geltung kommen. Wenn Sie mehr Nahrungsmittel aufnehmen als Ihr Körper benötigt, bildet der Körper Fettdepots. Bestehen hingegen Defizite in Ihrer Nahrungsmittelsaufnahme, werden Sie keine Muskulatur aufbauen, sich schlapp und müde fühlen und infektanfällig sein. Deshalb gilt es, das geeignete Maß für die Nährstoffzusammenstellung zu finden. Dazu gibt es immer wieder neue Erkenntnisse und zahlreiche widersprüchliche Meinungen werden propagiert. Oftmals werden dabei Empfehlungen gegeben, die die individuellen Besonderheiten eines jeden Menschen nicht berücksichtigen. Doch ist der Tagesverbrauch an Nährstoffen von der ausgeübten Aktivität und vom Grundverbrauch des Körpers abhängig, ebenso reagiert jeder Körper etwas unterschiedlich.

Sie erreichen die besten Ergebnisse, wenn Sie sich bewusst ernähren. Achten Sie darauf, wie Ihr Körper auf Veränderungen der Nährstoffzusammenstellung reagiert. Auf den folgenden Seiten lernen Sie die erwiesenen Ernährungsgrundlagen kennen. Nutzen Sie diese als Basis für Ihre individuelle Ernährungszusammenstellung.

Die Bestandteile der Ernährung

Gleich welche Nahrungsmittel wir zu uns nehmen, im Stoffwechselprozess, den Umwandlungsprozessen in unserem Körper, werden die in der Nahrung enthaltenen Nährstoffe umgesetzt, so dass sie als Energie und für den Aufbau von körpereigenem Gewebe zur Verfügung stehen. Kohlenhydrate, Fette, Eiweiße, Vitamine, Mineralstoffe und Wasser sind Nährstoffe, die vom Körper verwertet werden können. Kohlenhydrate und Fette dienen hauptsächlich der Energieversorgung. Das Eiweiß wird vorwiegend als Baustoff des Körpers genutzt. Primärfunktion der Vitamine und Mineralstoffe ist die Regulierung des Stoffwechsels. Das Wasser transportiert die Substanzen im Körper und reguliert die Körperwärme.

Der optimale Ernährungsplan fällt für jeden Mann etwas unterschiedlich aus. Er ergibt sich aus der körperlichen Aktivität, der Muskelmasse und der Körpergröße. Als Orientierung für den Grundnährstoffbedarf gilt die Faustregel, dass der Anteil an Kohlehydraten bei etwa 60 Prozent liegen soll, der von Fetten bei etwa 30 Prozent und der von Eiweiß bei etwa 10 Prozent. Als Fitnesssportler können Sie sich an dieser Ernähungszusammenstellung orientieren, doch müssen Sie diese an Ihren Bedarf anpassen. Grundsätzlich müssen alle körperlich aktiven Männer einen etwas höheren Eiweißanteil zu sich nehmen. Insbesondere für das Muskelaufbautraining und bei der Körperfettreduktion ist dies grundlegend, da ansonsten der Körper nicht genügend Eiweiß erhält, um die Trainingsziele verwirklichen zu können.

Auf den Verpackungen der Nahrungsmittel ist üblicherweise die darin enthaltene Nährstoffzusammenstellung nachzulesen. Es ist sinnvoll, hin und wieder einen Blick darauf zu werfen, um sich einen Überblick über die eigene Ernährung zu verschaffen. Hingegen ist eine genaue Überprüfung und Auswertung der Ernährung sehr aufwendig und deshalb für Fitnesssportler überzogen.

Kohlehydrate

Kohlehydrate umfassen Zucker und Zuckerverbindungen, die als Grundnährstoffe die wichtigste Energiequelle des Organismus darstellen. Wir unterscheiden einfache, kurzkettige Kohlenhydrate und komplexe, langkettige Kohlenhydrate. Die einfachen Kohlenhydrate werden dem Körper schnell zugeführt. Ebenso schnell werden sie vom Organismus verarbeitet und verbraucht, wodurch Heißhunger nach neuer Nahrung entsteht. Für die Umwandlung der komplexen Kohlehydrate hingegen benötigt der Organismus mehr Zeit. So wird die Energie dem Körper langsam zugeführt, weshalb die komplexen Kohlehydrate über einen langen Zeitraum hinweg sättigend wirken. Einfache Kohlehydrate befinden sich beispielsweise in Süßigkeiten und Limonade; komplexe Kohlehydrate in Nudeln, Brot, Reis und Kartoffeln.

Greifen Sie möglichst oft auf vollwertige Kohlehydrate wie Vollkornbrot, Vollkornreis und Vollkornnudeln zurück. Der Kohlehydratanteil bei vollwertigen Nahrungsmitteln ist zwar nicht höher als bei ausgemahlenen, jedoch enthält die Vollwertkost einen höheren Anteil an Vitaminen und Mineralstoffen. Auch werden Sie feststellen, dass eine vollwertige Ernährung nachhaltiger sättigt. Sie sollten jedoch Ihre Essgewohnheiten nur langsam umstellen, da sich der Körper erst an die Verdauung vollwertiger Kohlehydrate gewöhnen muss.

Wenn die Aufnahme von Kohlehydraten über dem Verbrauch liegt, werden die überschüssigen Kohlehydrate als Fettgewebe gespeichert. Dabei verbraucht aber bereits die Umwandlung einen erheblichen Teil der aufgenommen Kohlehydrate.

Eiweiße

Eiweiße, auch Proteine genannt, sind die Grundbausteine unseres Körpers. Haut, Muskeln, Haare, Sehnen und Bänder bestehen aus Proteinverbindungen. Proteine werden im Organismus fortlaufend auf-, ab- und umgebaut. Sie sind notwendig für die Reparatur der Körperzellen, für den Muskelaufbau und für das Immunsystem.

Proteine sind aus verschiedenen Aminosäuren zusammengesetzt. Acht essenzielle Aminosäuren müssen dem Körper zugeführt werden; vierzehn Aminosäuren kann er selbst herstellen. Zahlreiche Proteine befinden sich in Fisch und Milchprodukten. Ebenso ist in Fleisch viel Protein enthalten, jedoch oftmals auch viel Fett.

Wenn zuviel Eiweiß verzehrt wird, wandelt der Organismus dies in Fett oder bei Kohlehydrat-

mangel in Glucose um. Eiweiße müssen dem Körper täglich zugeführt werden, da andernfalls der Körper auf Muskeleiweiß zurückgreift und dadurch Muskulatur abbaut.

Fette

Fette sind konzentrierte Energielieferanten. Wir unterscheiden gesättigte, einfach ungesättigte und mehrfach ungesättigte Fettsäuren. Nehmen Sie so wenig gesättigte Fettsäuren wie möglich zu sich, da deren häufige Einnahme zu erhöhten Cholesterinwerten führen kann. Unter Gesundheitsaspekten sind insbesondere Transfette bedenklich, wie Frittierfette. Gesättigte Fettsäuren sind daran zu erkennen, dass sie bei Zimmertemperatur feste Konsistenz besitzen, wie Butter und Speck.

Unentbehrlich sind hingegen einfach ungesättigte Fettsäuren und mehrfach ungesättigte Fettsäuren. Diese Fette müssen dem Körper zugeführt werden, da er sie nicht selbst bilden kann. Einfach ungesättigte Fettsäuren befinden sich beispielsweise in Olivenöl und Nüssen. Mehrfach ungesättigte Fettsäuren befinden sich z. B. in Sonnenblumenöl, Distelöl und Fisch. Ersetzen Sie gesättigte Fettsäuren durch einfach ungesättigte und mehrfach ungesättigte Fettsäuren. Beim Zubereiten von Speisen können Sie beispielsweise Margarine und Butter durch hochwertige Öle ersetzen.

Fitnesssportler verbrauchen mehr Fett als Männer, die sich weder bei Arbeit noch in der Freizeit anstrengen müssen. Trotzdem müssen Sie die Fettmenge in Ihrer Ernährung nicht bewusst erhöhen. Das folgt daraus, dass Sie durch das Training auch einen höheren Bedarf an Eiweiß und häufig auch an Kohlehydraten decken müssen. Dabei steigt gleichzeitig die aufgenommene Fettmenge, da sich in den meisten Nahrungsmitteln Fette befinden. Stattdessen sollten Sie bei der Nahrungsaufnahme auf genügend Eiweiß und eine große Menge komplexer Kohlehydrate achten. Bedenken Sie, wenn Sie abnehmen wollen, dass fettarme Ernährung allein nicht genügt. Abnehmen können Sie nur, wenn Sie regelmäßig eine negative Kalorienbilanz erreichen.

Vitamine

Vitamine sind organische Verbindungen, die an den zahlreichen Stoffwechselprozessen beteiligt sind. Bereits geringe Veränderungen an dem im Körper vorhandenen Vitaminbestand haben weitreichende Auswirkungen. Das Vitamin C stärkt beispielsweise das Immunsystem, weshalb sich bei einer Erkältung oder bei einer deutlichen Steigerung der Trainingsintensität die erhöhte Einnahme von Vitamin C empfiehlt. Es gibt aber auch Vitamine, deren erhöhte Zufuhr negative Auswirkungen hat. Aus diesem Grund sollten Sie nicht unbedacht auf die zahlreichen im Handel erhältlichen Vitaminpräparate zurückgreifen. Stattdessen sollten Sie täglich frisches Obst essen. So sind Sie ausreichend mit Vitaminen versorgt. Greifen Sie so oft wie möglich auf reif geerntetes Obst aus Ihrer Region zurück, da das Obst dann die meisten Vitamine enthält. Bei importiertem Obst hingegen ist der Vitamingehalt geringer, weil es frühzeitig geerntet wird, um den langen Transportweg überstehen zu können.

Ausschlaggebend für die Vitaminbilanz ist die Einnahme über mehrere Tage. Deshalb ist es auch nicht problematisch, wenn Sie an einem Tag nur wenige Vitamine zu sich nehmen, sofern dies nicht zum Regelfall wird. Essen Sie dann aber am nächsten Tag wieder frisches Obst.

Mineralstoffe

Mineralstoffe sind am Aufbau der Knochensubstanz und an zahlreichen Stoffwechselvorgängen im Körper beteiligt, beispielsweise an der Regulierung des Wasserhaushaltes. Zu den Mineralstoffen gehören z. B. Natrium, Kalium, Kalzium und Magnesium. Zu den Mineralstoffen mit geringem Vorkommen im Körper – den so genannten Spurenelementen – zählen u. a. Eisen, Fluor, Zink, Selen und Jod.

Mineralstoffe haben keine leistungsfördernde Wirkung. Deshalb ist es nicht sinnvoll, erhöhte Mengen bei normaler körperlicher Belastung einzunehmen. Zur Deckung des normalen Mineralstoffbedarfs genügt eine ausgewogene Ernährung.

Wenn Sie über einige Wochen sehr intensiv trainieren, können Nahrungsergänzungen sinnvoll sein, da ein Mangel an Mineralstoffen zu körperlichen Beeinträchtigungen führt. Magnesiummangel verursacht beispielsweise Muskelkrämpfe und ein Zinkmangel führt zu erhöhter Infektanfälligkeit. Achten Sie deshalb bei deutlicher Trainingssteigerung auf eine ausreichende Versorgung mit Zink, Magnesium und auch mit Eisen.

Wasser

Wasser ist Transportmittel von Nährstoffen und reguliert die Körpertemperatur durch die Abgabe von Schweiß. Die Wärme wird durch die Schweißverdunstung an der Hautoberfläche freigesetzt. Das Training erhöht die Körperwärme, wodurch dann die Schweißabgabe steigt. Deren Menge ist abhängig von Trainingsintensität, Außentemperatur und Luftfeuchtigkeit. Die hohe Schweißabgabe während intensiver sportlicher Belastung verlangt, dass vermehrt Wasser zugeführt wird. Andernfalls besteht die Gefahr, dass der Körper dehydriert. Beim Schwitzen werden auch erhöht Mineralstoffe ausgeschieden, weshalb Sie am besten mineralhaltiges Wasser zu sich nehmen.

Sie sollten am Tag mindestens zwei Liter mineralstoffhaltiges Wasser trinken. Koffeinhaltige oder alkoholhaltige Getränke hingegen sind zum Einhalten der Wasserbilanz ungeeignet. Sie wirken harntreibend und führen deshalb dazu, dass vermehrt Wasser ausgeschieden wird.

Ernährungsratgeber für das Fitnesstraining

Gestalten Sie Ihre Nahrungsmittelzufuhr abhängig von Ihrem Trainingsziel. Eine genaue Kontrolle ist sehr aufwendig und deshalb für Fitnesssportler überzogen. Es gibt aber einige zu beachtende Richtlinien, die hier dargestellt werden. Außerdem lohnt die Überprüfung der Nährstoffzusammensetzungen auf den Lebensmittelverpackungen. So verschaffen Sie sich einen Überblick über Ihre Nahrungsmittelzufuhr und können gegensteuern, wenn sich die gewünschten Trainingseffekte nicht einstellen.

Der Hauptteil der Ernährung sollte aus Kohlehydraten bestehen, wie diese in Kartoffeln, Nudeln und Brot enthalten sind. Nehmen Sie möglichst oft Vollkornprodukte auf. Verzichten sollten Sie hingegen möglichst oft auf Einfachzucker, wie diese in Süßigkeiten enthalten sind. Diese bewirken nur eine kurzzeitige Sättigung und führen anschließend zu Heißhungerattacken.

Welche Menge kohlehydratreicher Nahrungsmittel für Sie geeignet ist, hängt von Ihrer körperlichen Aktivität und Ihren Trainingszielen ab. Wenn Sie mit Ihrem Körperfettanteil zufrieden sind und im Training fit und leistungsbereit sind, haben Sie für sich ein geeignetes Ernährungsmaß gefunden. Wenn Sie hingegen Ihren Körperfettanteil etwas reduzieren wollen, sollten Sie zuerst versuchen, den Konsum von gesättigten Fettsäuren einzuschränken, bevor Sie damit beginnen, die Kohlehydratzufuhr zu verringern.

Als Eiweißlieferanten nutzen Sie fettarme Produkte wie Magerquark, Thunfisch, Putenbrust und fettarmes Rindfleisch. Auch Molkeeiweiß (Whey), das in Pulverform im Fachhandel und auch in einigen Apotheken erhältlich ist, hat einen sehr hohen Eiweißanteil und nur einen sehr geringen Fettanteil. Insbesondere für den Muskelaufbau von Fortgeschrittenen ist es ein wichtiges Produkt, um die benötigte Eiweißmenge zu erreichen. Ebenso hat Handkäse/Sauermilchkäse einen sehr hohen Eiweißanteil bei nahezu keinem Fettanteil. Allerdings müssen Sie den Käse ohne Beilagen essen. Machen Sie den Käse hingegen mit viel Öl an und essen dazu Brot, dick mit Butter bestrichen, verringert sich die Eignung des Produkts.

Achten Sie auf eine fettarme Ernährung, dabei gilt es, die gesättigten Fettsäuren zu vermeiden. Verzichten Sie deshalb möglichst oft auf Produkte wie Wurst, fettreichen Käse, fettes Fleisch, Butter, Speck und Margarine, da in ihnen ein hoher Anteil gesättigter Fettsäuren enthalten ist. Außerdem ist der Konsum von Frittierfetten möglichst zu vermeiden und deshalb auf Produkte aus der Friteuse zu verzichten.

Unentbehrlich sind hingegen einfach ungesättigte Fettsäuren und mehrfach ungesättigte Fettsäuren. Essen Sie deshalb Fisch und Nüsse und benutzen Sie wertvolle Öle wie Sonnenblumenöl, Rapsöl und Olivenöl.

Nahrungsmittel enthalten ganz unterschiedliche Inhaltsstoffe, achten Sie deshalb auf eine abwechslungsreiche Ernährung. Essen Sie täglich frisches Obst und Gemüse und wechseln Sie immer wieder die Produkte ab. Essen Sie beispielsweise an einem Tag einen Apfel, einige Himbeeren, einen Salat mit Zwiebel, Radieschen und Tomaten. Am nächsten Tag verzehren Sie eine Birne, ein Stück Melone, eine Karotte und ein großes Stück Kohlrabi. So erhält Ihr Körper alle wichtigen Vitamine und Mineralstoffe. Ist dies nicht möglich oder Sie haben eine Affinität gegen große Mengen Rohkost, empfiehlt sich eine Nahrungsergänzung durch Vitamin- und Mineralprodukte. Auch kann ein intensives Trainingspensum und eine Gewichtsreduktion dazu führen, dass solche Präparate zugeführt werden müssen. Dabei ist insbesondere auf die Versorgung mit Vitamin C, Magnesium, Calcium, Zink und Selen zu achten.

Trinken Sie viel, mindestens zwei Liter am Tag. Wenn Sie viel schwitzen, sich körperlich betätigen oder abnehmen, müssen Sie deutlich mehr trinken. Am besten ist Wasser geeignet, da es keine Kalorien besitzt. Alkohol hingegen ist zum Einhalten des Wasserhaushalts nicht geeignet, da er harntreibend wirkt, und somit dazu führt, dass vermehrt Wasser ausgeschieden wird. Auch hat er schädlichen Einfluss auf den Organismus und liefert keine Nährstoffe. Deshalb sollte er – wenn überhaupt – nur in Maßen genossen werden.

Regelmäßig Essen

Essen Sie zu regelmäßigen Zeiten. Es empfiehlt sich drei Hauptmahlzeiten einzunehmen: Frühstück, Mittagessen und Abendessen. Essen Sie eine kleine Zwischenmahlzeit zwischen Frühstück und Mittagessen und eine am Nachmittag. Wenn Sie das Abendessen am frühen Abend verzehren, können Sie zwei bis drei Stunden später noch mal einen kleinen Zwischensnack essen. Als Zwischenmahlzeiten eignen sich kleine Obst-, Gemüse- oder Eiweißsnacks. Auf Süßigkeiten sollten Sie hingegen möglichst verzichten, da Sie ansonsten kurze Zeit danach wieder Hunger verspüren werden.

Wie Sie die Hauptmahlzeiten optimal zusammensetzen, hängt von Ihrem Lebensstil, von Ihrem Trainingsziel und von Ihrer Trainingsuhrzeit ab. Hier gilt es, durch bewusste Nahrungsmittelaufnahme herauszufinden, was für Sie selbst gut geeignet ist. Ernährungsumstellungen sollten nur schrittweise vorgenommen werden und nicht radikal, um feststellen zu können, wie der Körper auf die Veränderungen reagiert.

Keine Diäten

Zahlreiche Diäten werden angeboten, die helfen sollen, schnellstmöglich das Wunschgewicht zu erreichen. Die damit verbundene Reduktion der Nahrungsmittelzufuhr bewirkt aber, dass der Körper anfängt Energie zu sparen und dazu den Stoffwechsel umstellt. Der Körper benötigt Eiweiß zum Erhalt, zum Aufbau und zur Regeneration von Körpersubstanzen. Wenn in Folge der reduzierten Nahrungszufuhr zu wenig Eiweiß aufgenommen wird, greift der Körper auf Muskeleiweiß zurück und wandelt dieses um. Dadurch verschlechtert sich das Verhältnis von Muskelmasse zum Körperfettanteil. Auch ermüdet der Körper durch die mangelnde Energieaufnahme und er wird anfällig für Infekte und Verletzungen.

Die Resultate einer Radikal-Diät sind, dass Wasser ausgeschieden und Muskelmasse abgebaut wird. Innerhalb weniger Tage kann so auf der Waage das Wunschgewicht erreicht werden. Wird dann aber wieder normal gegessen, steigt das Gewicht sprungartig an. Der Körper speichert möglichst viel Energie in Fettdepots, um für zukünftige Nahrungsmittelengpässe vorzusorgen. Schnell ist das alte Gewicht wieder bei der gleichen Nahrungsmittelzufuhr erreicht und sogar überschritten. Das folgt daraus, dass sich der Grundumsatz an Energie des Körpers durch den Abbau von Muskelmasse verringert hat. Das beschriebene Phänomen ist der sogenannte „Jojo-Effekt", der viele Menschen bei Diäten verzweifeln lässt.

Sie können nur dann Ihr Körperfett erfolgreich reduzieren, wenn Sie regelmäßig Sport treiben, sich gesund und bedarfsgerecht ernähren und eine negative Kalorienbilanz erreichen.

Ernährung vor, während und nach dem Training

Vor einer Trainingseinheit können Sie noch einen kohlehydratreichen Snack essen, z. B ein Vollkorn-Müsli oder eine Banane. Fetthaltige Nahrung sollten Sie hingegen mindestens zwei Stunden vor dem Fitnesstraining nicht mehr einnehmen. Während des Trainings müssen Sie viel trinken, mindestens einen halben Liter je Trainingsstunde. Am besten trinken Sie Wasser oder eine Schorle aus zwei Dritteln Wasser und einem Drittel Apfelsaft (nicht Apfelfruchtsaft). Nach dem Training müssen Sie zuerst die entleerten Kohlehydratspeicher wieder auffüllen.

Grundsätzlich sollten Sie anstelle einer großen Hauptmahlzeit besser mehrere Mahlzeiten über den Tag verteilt essen. Dies ist für den Erfolg des Muskelaufbau-Trainings grundlegend. Essen Sie mehrfach täglich verschiedene eiweißhaltige Mahlzeiten, und versuchen Sie nicht, mit einer Mahlzeit Ihren gesamten Eiweißbedarf zu decken. Verfahren Sie auch bei der Einnahme von Eiweißpräparaten stets nach diesem Grundsatz.

Eine Zunahme der Muskelmasse ist nur über eine Vergrößerung der Nahrungsmenge möglich. Dabei muss auf einen geringen

Fettanteil der Nahrung geachtet werden. Ansonsten besteht die Gefahr, dass der Sportler nicht nur Muskelmasse zunimmt, sondern auch seinen Fettanteil deutlich erhöht.

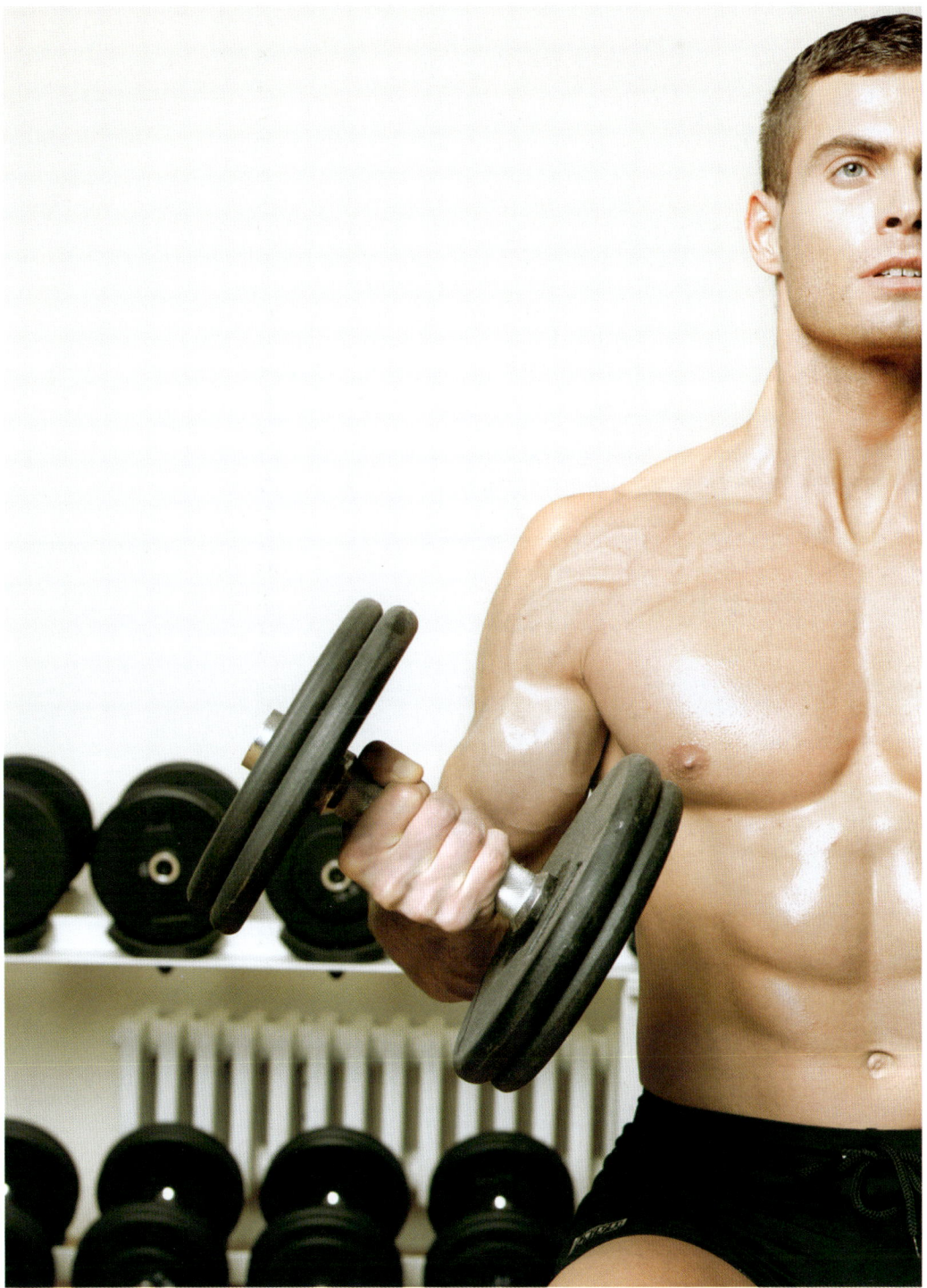

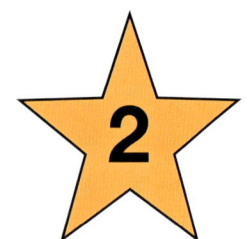

Teil II: Beweglichkeit

Mit Dehnübungen lösen Sie Verspannungen der Muskulatur. Nutzen Sie Dehnübungen, um sich auf eine Sportart vorzubereiten, da Sie durch das Beseitigen von Verspannungen die Verletzungsgefahr verringern und die Leistungsfähigkeit erhöhen. Dehnen Sie sich deshalb vor dem Kraft- und Ausdauertraining, ebenso wie vor jeder anderen Sportart. Nach dem Sport helfen die Dehnübungen die Regenerationsprozesse zu beschleunigen, und verhindern, dass Muskelverkürzungen entstehen.

Auch im Alltag lohnt das Durchführen von Dehnübungen. Infolge von Stress und dem Verrichten von einseitigen Tätigkeiten können Muskelverspannungen auftreten. Dehnen Sie die verspannte Muskulatur und vermindern Sie so die Schmerzen und Bewegungseinschränkungen. Die Übungen in diesem Buch können Sie überall machen: Im Büro ebenso wie zwischen anstrengender Gartenarbeit oder in der Fernsehpause. Führen Sie die Übungen aus und Sie werden sich anschließend wieder fit und wohl fühlen.

Was bedeutet „Dehnen"?

Der Begriff „Dehnen" beschreibt das gezielte Ausführen von Übungen zur Verbesserung der Beweglichkeit. In diesem Buch wird darunter das langsame Einnehmen einer Position verstanden, bei der man einen leichten Dehnreiz spürt. In dieser Position wird dann durch das Ausführen der Dehnmethoden „Entspannen – Erweitern" oder „Anspannen – Entspannen – Erweitern" der Dehnreiz verringert und dadurch die Beweglichkeit vergrößert (siehe S. 36–38).

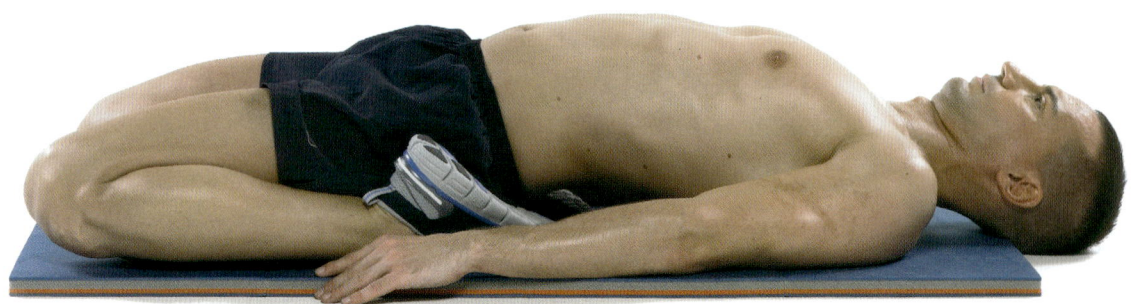

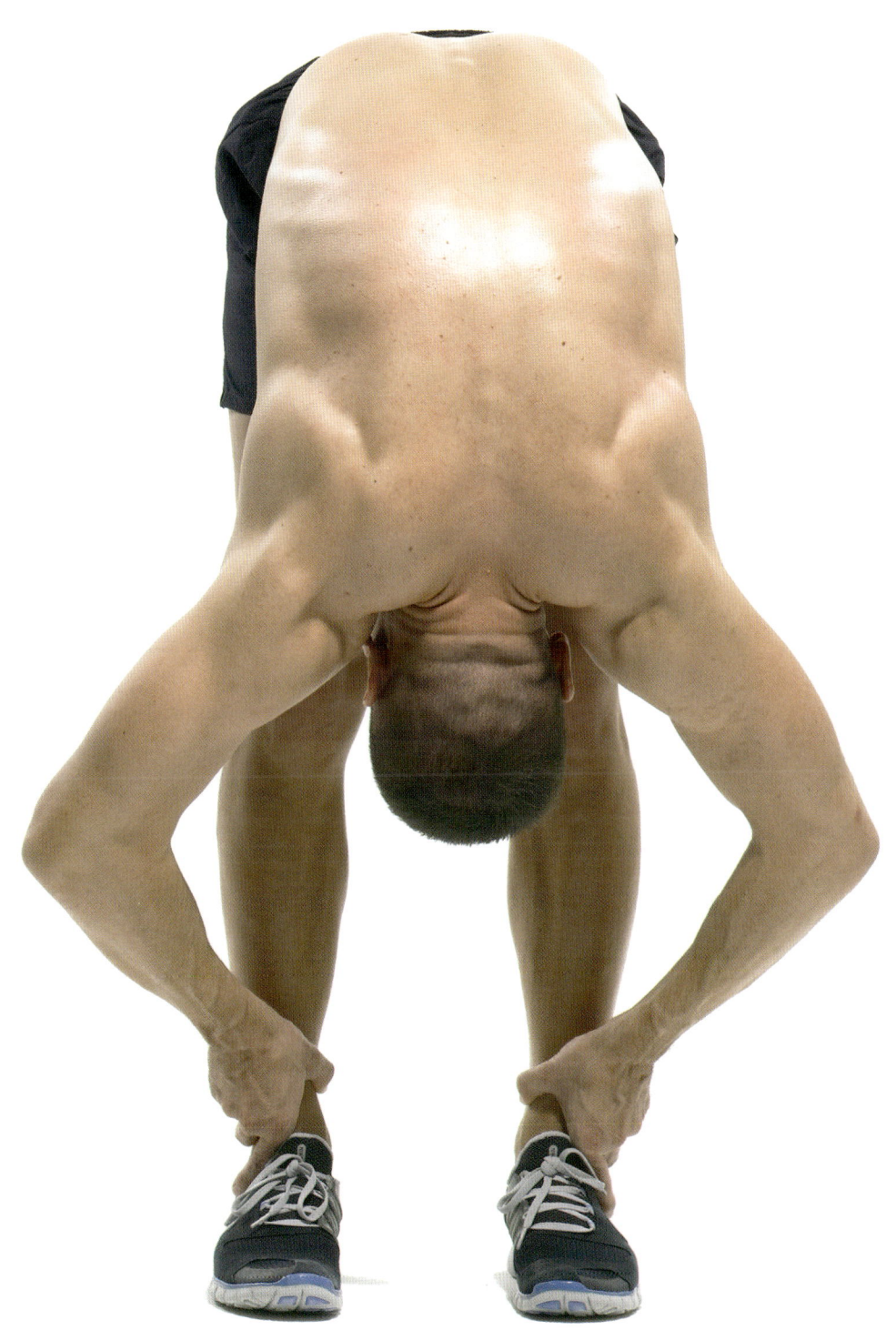

Grundlagen Dehnen

Im Folgenden werden Ihnen zwei Methoden vorgestellt, die sich sowohl im Sport als auch im Alltag bewährt haben. Neueinsteiger sollten zuerst nach der Methode „Entspannen – Erweitern" trainieren, da diese einfacher auszuführen ist. Nach einigen Wochen können sie dann auch die Methode „Anspannen – Entspannen – Erweitern" anwenden. Alle in diesem Buch beschriebenen Dehnübungen können nach diesen beiden Methoden ausgeführt werden.

Testen Sie beide Varianten und nutzen Sie langfristig diejenige, bei der Ihnen die Entspannung am besten gelingt. Beide Methoden sind effektiv, welche sich aber am besten für Sie eignet, hängt von Ihrem eigenen Empfinden ab. Testen Sie aber von Zeit zu Zeit auch wieder die Anwendung der anderen Variante.

Methode „Entspannen – Erweitern" (leichtes und fortschreitendes Dehnen)

Diese Dehnmethode wurde von Bob Anderson verbreitet. Darin wird das Dehnen in zwei Phasen unterteilt: das leichte und das fortschreitende Dehnen (siehe Anderson 1996, S. 16–20). Achten Sie beim Ausführen der Übungen darauf, dass Sie gleichmäßig atmen, sich auf die zu dehnende Muskulatur konzentrieren und diese entspannen.

In der **ersten Dehnphase** nehmen Sie vorsichtig eine Position ein, in der Sie einen leichten Dehnreiz spüren. Halten Sie diese Stellung für einige Sekunden und entspannen Sie bewusst den Muskel. Über die exakte Dauer gibt es verschiedene Auffassungen. Der Autor empfiehlt Einsteigern, lautlos 20 Sekunden abzuzählen und so lange in der Stellung zu verharren. Mit fortschreitender Dehnerfahrung orientieren Sie sich an dem eigenen Körperempfinden und nicht mehr an der Zeitdauer. Die Dehnspannung sollte nach kurzer Zeit etwas nachlassen. Auch wenn Sie das nicht spüren, sollten Sie sich in der Position wohlfühlen und entspannen können. Ist

dies nicht der Fall, müssen Sie etwas nachgeben und die Spannung verringern.

In der **zweiten Dehnphase** intensivieren Sie die Position, bis Sie einen erneuten Reiz spüren. Anschließend halten Sie diese Stellung für etwa 20 Sekunden. Auch die erweiterte Position müssen Sie als angenehm empfinden, andernfalls müssen Sie diese korrigieren.

Zum Abschluss bewegen Sie sich vorsichtig aus der Dehnposition heraus.

Dehnungsdurchführung

1. Bringen Sie den Muskel langsam in eine Position, in der Sie einen leichten Dehnreiz spüren.
2. Halten Sie ihn etwa 20 Sekunden in dieser Stellung (1. Phase).
3. Erweitern Sie die Dehnung, bis Sie eine erneute Spannung spüren. Halten Sie auch diese Stellung etwa 20 Sekunden (2. Phase).
4. Lösen Sie sich vorsichtig aus der Dehnposition.

Methode „Anspannen – Entspannen – Erweitern"

Diese Dehnmethode kann von Fortgeschrittenen angewendet werden, die bereits ein hinreichend feines Muskelgefühl entwickelt haben. Bisweilen werden ähnliche Varianten mit unterschiedlichen Zeitangaben angeboten, aber auch Kombinationen dieser Methode mit anderen, welche beispielsweise in der Rehabilitation von Sportverletzungen genutzt werden. Die folgende Dehnmethode hat sich dem Autor ebenso wie zahlreichen seiner Trainingspartner aus dem professionellen Kampfsport- und Fitnessbereich in jahrelangen Tests als die wirkungsvollste erwiesen.

Mit der Methode „Anspannen – Entspannen – Erweitern" lassen sich besonders gut Verkürzungen und Verkrampfungen der Muskulatur beseitigen. Sportler nutzen sie häufig zur gezielten Beweglichkeitsverbesserung. Außerdem können Geübte durch den Einsatz dieser Methode die Aufwärmphase im Training verkürzen, da durch die Anspannung die Durchblutung gesteigert und somit die Muskulatur erwärmt wird. Nach dem Training darf diese Methode jedoch nur sehr vorsichtig angewendet werden, da andernfalls Muskelkrämpfe zu befürchten sind.

In der ersten Dehnphase bewegen Sie sich langsam in eine Position, in der Sie einen leichten Dehnreiz spüren. Spannen Sie den zu dehnenden Muskel mit mittlerer Intensität gegen einen Widerstand, ohne die Position zu verändern. Je nach Ausgangsstellung kann dies beispielsweise eine Wand, ein Boden oder ein Trainingspartner sein. Die Spannung kann aber auch gegen einen imaginären Widerstand erfolgen.

Es bestehen unterschiedliche Auffassungen darüber, wie lange und mit welcher Intensität das Anspannen ausgeführt werden soll. So wird bisweilen empfohlen, die Anspannung über 1–2 Sekunden mit voller Intensität zu halten. Dies führt aber zu hoher Verletzungsgefahr und außerdem ist es schwierig, in so kurzer Zeit den Muskel vollständig zu aktivieren. Der Autor empfiehlt eine Anspannungsdauer von etwa 5 Sekunden mit mittlerer Intensität. Anschließend entspannen Sie den aktivierten Muskel für etwa 1–3 Sekunden, wobei die genauc Dauer davon abhängig ist, wie schnell Ihnen die Entspannung gelingt.

In der **zweiten Dehnphase** intensivieren Sie die Position, bis Sie einen erneuten Reiz spüren. Dann halten Sie diese Stellung kurz, bevor Sie den zu dehnenden Muskel wieder anspannen und entspannen und die Position erweitern. Dieser Vorgang sollte mindestens einmal, kann aber auch häufiger ausgeführt werden. Bei jedem Durchgang wird die mögliche anschließende Erweiterung der Dehnposition geringer, bis schließlich nahezu keine mehr erkennbar ist.

Anspannen der Muskelgruppe
Achten Sie bewusst darauf, wo genau der Dehnreiz erfolgt. Spannen Sie nun die gereizte Muskelgruppe an. Die Spannung erfolgt entgegen der Richtung, in welcher der Körper bewegt wird. Eine tatsächliche Bewegung des Gelenks erfolgt aber nicht. Wenn Sie stattdessen beim Anspannen den Körper in Richtung der Ausgangsposition zurückbewegen, ist es anschließend nicht möglich, eine Erweiterung der Dehnposition vorzunehmen.

Dehnungsdurchführung
1. Bringen Sie den Muskel langsam in eine Position, in der Sie einen leichten Dehnreiz spüren.
2. Spannen Sie den zu dehnenden Muskel etwa 5 Sekunden mit mittlerer Intensität gegen einen realen oder imaginären Widerstand, ohne die Gelenkstellung zu verändern (1. Phase).
3. Entspannen Sie den Muskel etwa 1–3 Sekunden, ohne die Position zu verlassen.
4. Erweitern Sie die Dehnung, bis Sie einen erneuten Reiz spüren und halten diese Stellung für wenige Sekunden (2. Phase).
5. Anschließend führen Sie erneut die 1. Phase aus.
6. Lösen Sie sich vorsichtig aus der Dehnung.

Übung D 1: Spannen Sie den Kopf gegen die ziehende Handfläche.

D 2 + D 3: Spannen Sie die Arme nach vorne.

D 4:   Spannen Sie die Schultern nach unten.

D 5:   Spannen Sie den gestreckten Arm entgegen der Oberkörperbewegung. (Dazu können Sie mit dem hängenden Arm das Handgelenk des nach oben gestreckten Armes fassen.)

D 6:   Spannen Sie den Oberkörper nach unten und die Knie gegeneinander.

D 7:   Spannen Sie die Arme gegen die Unterschenkel und die obere Rückenmuskulatur nach oben.

D 8:   Spannen Sie den Ellbogen gegen die schiebende Hand.

D 9:   Spannen Sie die Schulterblätter auseinander.

D 10:   Spannen Sie den Ellbogen in die schiebende Hand.

D 11:   Spannen Sie die Ferse gegen den Boden.

D 12:   Spannen Sie die gestreckten Beine nach hinten (Im Stand). Spannen Sie die gestreckten Beine nach unten (Im Sitz).

D 13:   Spannen Sie das Bein gegen die haltenden Hände.

D 14:   Spannen Sie die Beine gegen den Boden.

D 15:   Spannen Sie den Fuß gegen die haltende Hand.

D 16:   Spannen Sie die Beine gegen den Boden.

D 17:   Spannen Sie die Knie gegen Ihre Hände oder Ellbogen.

D 18:   Spannen Sie die Beininnenseiten gegen den Boden.

D 19:   Spannen Sie das Knie gegen die haltenden Hände.

D 20:   Spannen Sie den Fuß gegen das angezogene Knie.

Regeln

Vor der Durchführung intensiver Dehnübungen sollten Sie sich grundsätzlich zuerst aufwärmen (siehe S. 94–96). Zum Lösen einzelner Verspannungen, beispielsweise im Büro, können Sie sich auch ohne vorheriges Aufwärmen dehnen. Vermeiden Sie dann aber extreme Dehnpositionen.

Nehmen Sie eine stabile Ausgangsposition ein, damit Sie sich vollständig auf die Dehnung konzentrieren können. Besonders bei einer hohen Dehnintensität kann Wackeln dazu führen, dass Sie die optimale Position überschreiten und sich verletzen. Außerdem muss die Ausgangsposition als bequem empfunden werden, um Entspannen zu können und ein optimales Dehnergebnis zu erreichen.

Bewegen Sie sich langsam und vorsichtig, um den richtigen Dehnreiz zu finden. Ruckartige Bewegungen können zu schwerwiegenden Verletzungen führen. Lösen Sie sich anschließend ebenso vorsichtig aus der Dehnposition.

Das eigene Leistungsvermögen entscheidet über die Dehnposition. Versuchen Sie nicht, die gleiche Position wie die Darsteller im Buch einzunehmen, da jeder Mensch andere körperliche Voraussetzungen hat. Außerdem werden Sie feststellen, dass die eigene Muskelspannung von Tag zu Tag unterschiedlich ist. Begeben Sie sich langsam in die Ausgangsstellung und erweitern Sie diese, bis Sie eine leichte Dehnspannung spüren. Konzentrieren Sie sich dabei ganz auf Ihre Muskulatur und achten Sie auf die Körpersignale.

Sie dürfen niemals versuchen, eine Dehnposition mit Gewalt zu erreichen. Sobald Sie Schmerzen spüren, müssen Sie umgehend die Dehnspannung verringern. Ansonsten verhärtet sich der Muskel weiter, statt sich zu lockern. Nur wenn Sie den entspannten Muskel langsam an eine neue Dehnposition gewöhnen und dies regelmäßig ausführen, wird sich Ihre Beweglichkeit verbessern.

Atmen Sie während dem Dehnen langsam und gleichmäßig und entspannen Sie den Körper beim Ausatmen. Achten Sie darauf, wie die Spannung in der Muskulatur nachlässt. Erweiterungen der Dehnposition werden während des Ausatmens vorgenommen.

Nachdem Sie die richtige Ausgangsposition gefunden haben, konzentrieren Sie sich auf den zu dehnenden Muskel, entspannen ihn und die gesamte Muskulatur. Achten Sie darauf, wie die Spannung nachlässt. Bei der Methode „Anspannen – Entspannen – Erweitern" müssen Sie den Muskel zuerst anspannen, bevor Sie ihn entspannen. Nach dem Verlassen der Dehnposition nehmen Sie bewusst wahr, wie sich ein angenehmes Gefühl in der gedehnten Muskulatur ausbreitet.

Um sich auf eine Sportart vorzubereiten, sollten Sie alle Muskelgruppen dehnen, die in dieser belastet werden. Ist es jedoch das Ziel, eine einzelne Verspannung zu mindern, z. B. während der Schreibtischarbeit, genügt es, die entsprechende Muskelgruppe zu dehnen. Die Übungen sind für beide Körperseiten auszuführen. Wenn eine Körperseite weniger beweglich als die andere ist, dehnen Sie die „schlechtere" Seite zuerst.

Durchführung der Übungen

In der Ausgangsposition nehmen Sie die Position ein, in der Sie einen leichten Dehnreiz spüren. Wenden Sie nun eine der beiden vorgestellten Dehnmethoden „Entspannen – Erweitern" oder „Anspannen – Erweitern – Entspannen" an. Die Anspannung der Muskulatur nach der Methode „Anspannen – Entspannen - Erweitern" wird entgegen der Bewegungsrichtung ausgeführt.

Auch wenn bei einigen Übungen die Dehnung nur für eine Körperseite beschrieben ist, dehnen Sie stets auch die andere Körperseite.

Übungen für den Oberkörper

D 1: Kopf zur Seite neigen

Dehnung: Hals- und Nackenmuskulatur.
Sie stehen aufrecht und der Kopf ist zur linken Seite abgelegt. Ziehen Sie langsam den rechten Arm nach unten, bis Sie einen leichten Dehnreiz in der rechten Nackenseite spüren. Halten Sie diese Position und entspannen Sie Ihre Muskulatur. Dabei atmen Sie gleichmäßig weiter. Wenn die Dehnspannung nach einigen Sekunden nachlässt, greifen Sie mit dem linken Arm über den Kopf und ziehen ihn mit der Handfläche nach unten, bis Sie einen erneuten Reiz spüren. Vermeiden Sie dabei, die rechte Schulter hochzuziehen.

D 2: Brust vorschieben

Dehnung: Brust-, vordere Schulter- und vordere Oberarmmuskulatur.
Sie stehen gerade, die Arme sind u-förmig angehoben. Schieben Sie den Brustkorb vor und bewegen Sie gleichzeitig die Arme nach hinten, bis Sie einen leichten Dehnreiz spüren.

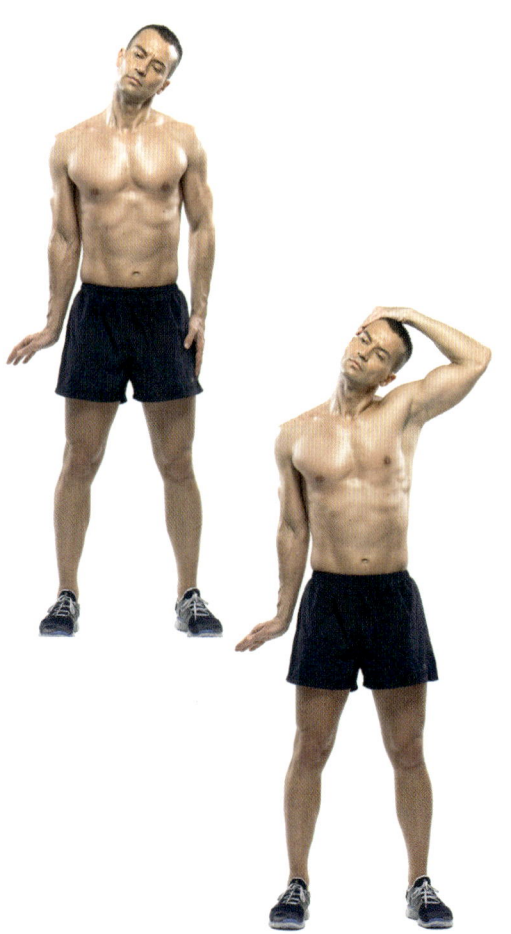

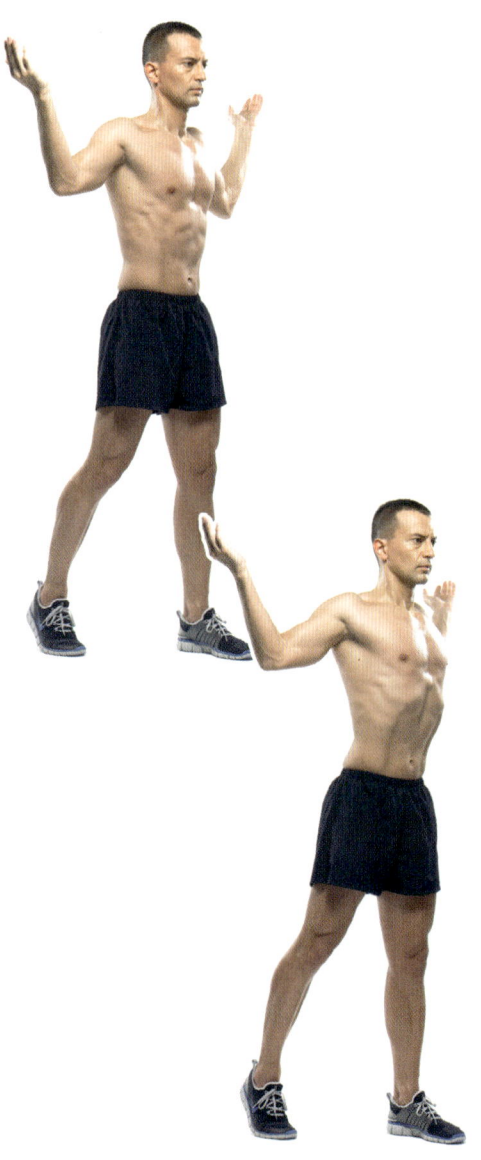

D 3: Arm gestreckt dehnen

Dehnung: Brust-, vordere Schulter- und vordere Oberarmmuskulatur.

Sie stehen gerade und haben einen Arm in waagrechter Haltung seitlich weggestreckt. Sie können den Arm in der Luft halten oder mit der Handfläche gegen einen hohen Gegenstand, z. B. eine Wand, drücken. Bewegen Sie das innere Bein etwas nach vorne und drehen Sie gleichzeitig den Oberkörper vor, bis Sie einen leichten Dehnreiz in der Brustmuskulatur spüren.

Wenn Sie die Hand mit der Handinnenseite statt mit der Handfläche anlegen, wird die vordere Oberarmmuskulatur etwas stärker gedehnt.

D 4: Arme und Oberkörper strecken

Dehnung: Schulter-, äußere Arm-, obere Rücken-, Handgelenks- und Fingermuskulatur.

Sie stehen aufrecht. Die Hände halten Sie vor dem Körper und die Finger sind ineinander gelegt. Strecken Sie zuerst die Arme nach vorne und drehen Sie dabei gleichzeitig die Handinnenflächen vom Körper weg. Führen Sie dann die Arme gestreckt nach oben. Dabei strecken Sie den Körper, bis Sie einen leichten Dehnreiz spüren.

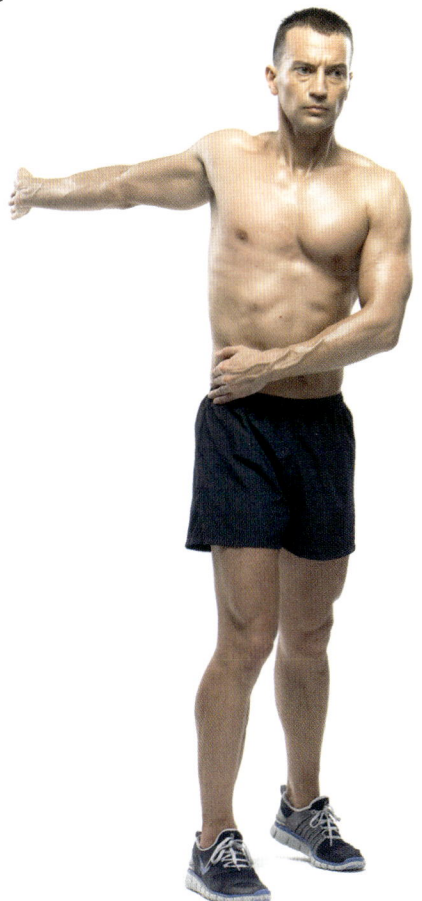

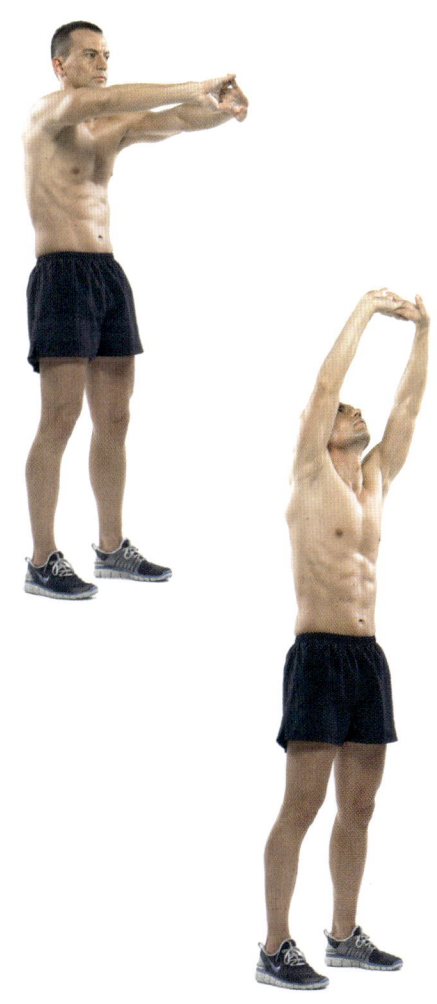

D 5: Oberkörper seitlich abknicken

Dehnung: seitliche Brust- und Rückenmuskulatur.

Sie stehen aufrecht, die Beine sind etwas weiter als hüftbreit auseinander. Strecken Sie einen Arm in die Luft und beugen Sie dann den Oberkörper zur anderen Seite, bis Sie einen leichten Dehnreiz spüren. Achten Sie darauf, dass Sie mit dem Oberkörper auf einer Linie bleiben und nicht mit dem Becken zur Seite ausweichen.

D 6: Gebeugte Beine zur Seite legen

Dehnung: seitliche Bauch- und untere Rückenmuskulatur.

Sie liegen auf dem Rücken mit nach oben gestreckten Armen und angewinkelten Beinen. Bewegen Sie die Beine zu einer Seite, bis Sie einen leichten Dehnreiz spüren.

Sie intensivieren die Übung, indem Sie die Knie weiter zum Oberkörper ziehen.

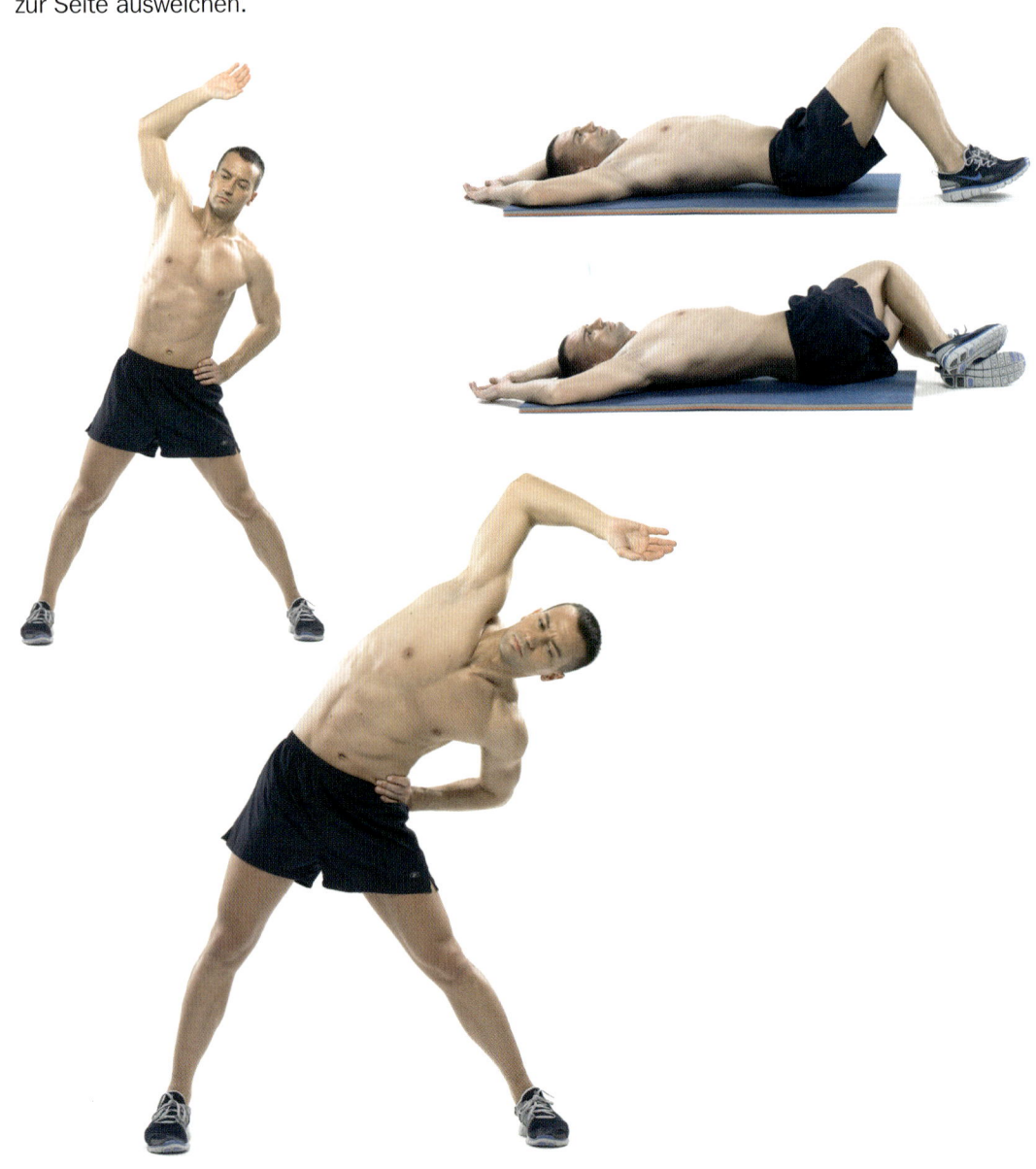

D 7: Oberkörper vorziehen

Dehnung: Nacken-, Schulter-, Rücken- und Gesäßmuskulatur.

Sie sitzen auf dem Boden mit angestellten Beinen und umfassen mit den Armen von unten die Unterschenkel. Bewegen Sie den Oberkörper nach vorne, wobei Sie das Becken vorschieben. Erweitern Sie die Position, indem Sie sich mit den Händen vorziehen, bis Sie einen leichten Dehnreiz spüren.

Die Übung kann auch im Sitzen auf einem Stuhl oder im Stand mit gebeugten Beinen ausgeführt werden.

D 8: Arm seitlich nach hinten drücken

Dehnung: mittlere und hintere Schulter-, hintere Oberarm- und obere Rückenmuskulatur.

Sie stehen aufrecht und halten den rechten Arm in Schulterhöhe vor dem Körper. Mit der linken Hand erfassen Sie den Arm oberhalb des Ellbogens und schieben so den rechten Arm am Kopf vorbei seitlich nach hinten, bis Sie einen leichten Dehnreiz spüren.

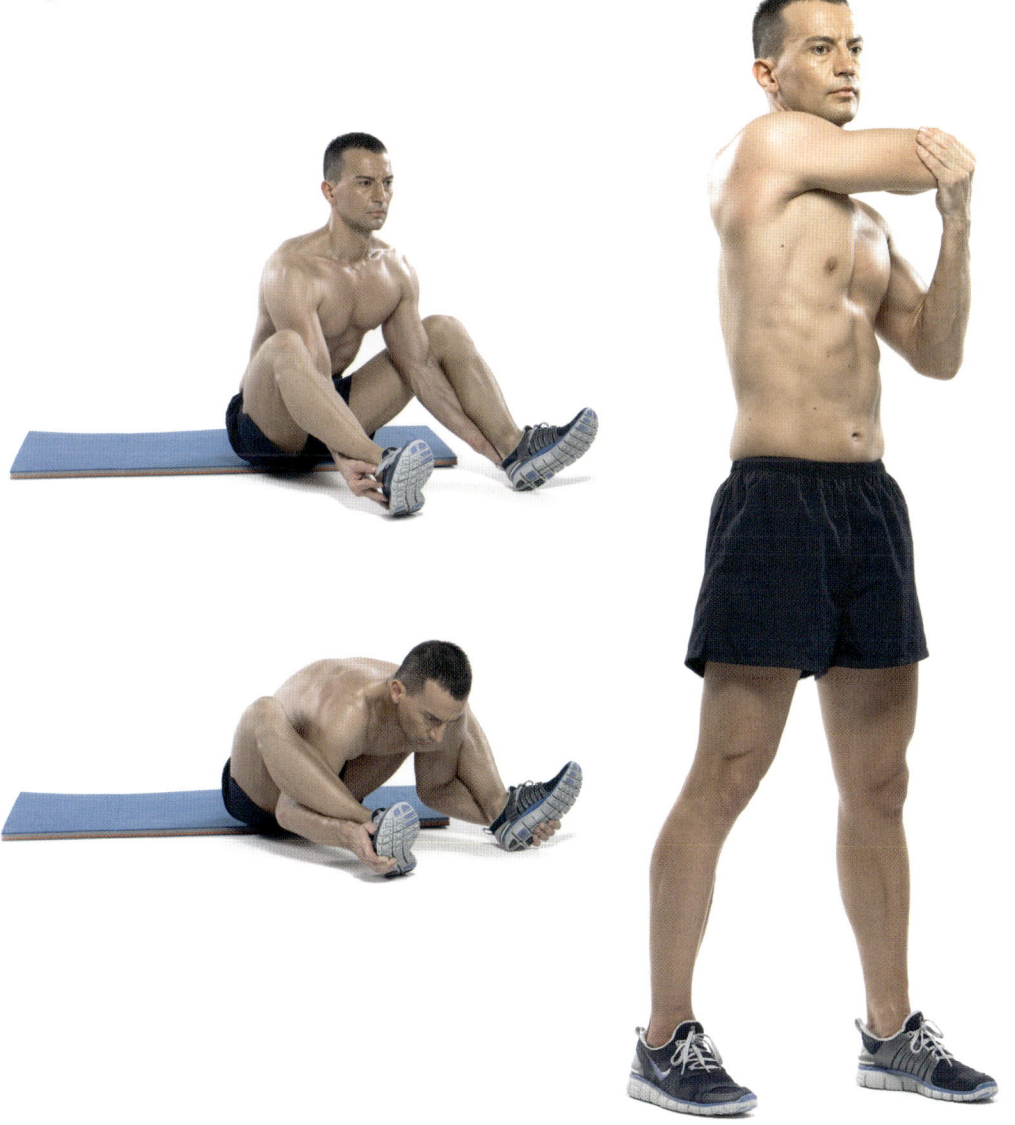

D 9: Schulterblätter greifen

Dehnung: Schulter- und obere Rückenmuskulatur.

Sie stehen aufrecht und führen die Hände gekreuzt in Richtung der Schulterblätter, bis Sie einen leichten Dehnreiz spüren. Die Oberarme bleiben dabei in waagrechter Position. Geübte halten sich an den Schulterblatträndern fest.

Sie können die Übung intensivieren, indem Sie den Schultergürtel etwas nach vorne und nach unten ziehen.

D 10: Arm hinter dem Kopf nach unten drücken

Dehnung: Schulter-, hintere Oberarm- und obere Rückenmuskulatur.

Sie stehen aufrecht, der rechte Unterarm hängt hinter dem Kopf nach unten, wobei der Ellbogen nach oben weist. Legen Sie die linke Hand auf den rechten Ellbogen und schieben Sie so den Arm gerade nach unten, bis Sie einen leichten Dehnreiz spüren.

Wenn Sie den Arm nicht gerade nach unten, sondern diagonal zur linken Seite bewegen und gleichzeitig den Oberkörper in dieselbe Richtung mitbewegen, intensivieren Sie die Dehnung der oberen Rückenmuskulatur.

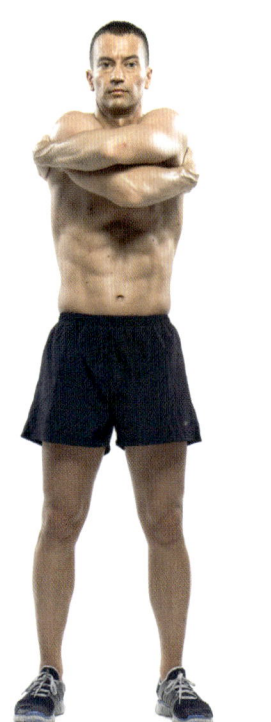
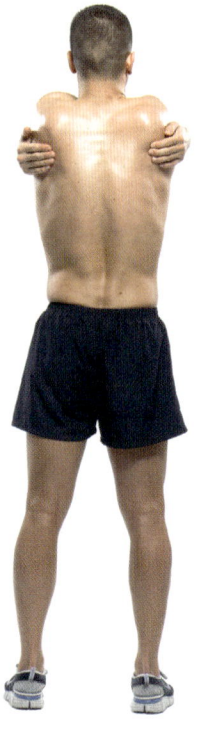
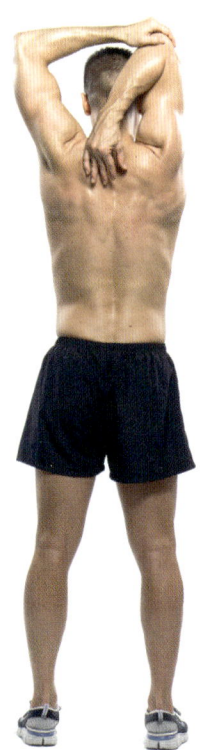
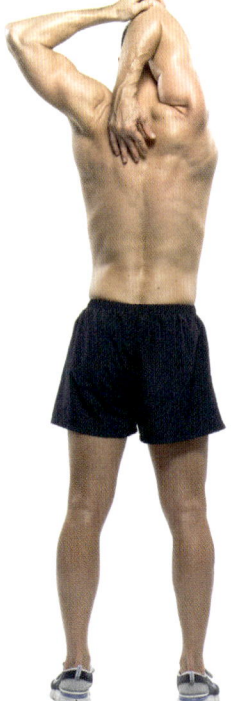

Übungen für Beine und Gesäß

D 11: Wadendehnung abwechselnd mit gestrecktem und gebeugtem Bein

Dehnung: Wadenmuskulatur.

Aus dem geraden Stand vollziehen Sie einen Schritt mittlerer Größe nach vorne, wobei Sie die Hüfte mit nach vorne bewegen. Die Füße sind gerade nach vorne gerichtet, das hintere Bein ist leicht gebeugt und dessen Ferse angehoben. Nun strecken Sie das hintere Bein langsam durch und schieben gleichzeitig die Ferse in Richtung Boden, bis Sie einen leichten Dehnreiz in der Wadenmuskulatur spüren.

Nachdem Sie Ihre Wade in der ersten Position gedehnt haben, beugen Sie das Knie des hinteren Beines so weit, bis Sie eine Dehnung im unteren Wadenbereich und in der Achillessehne spüren. Die Ferse bleibt dabei auf dem Boden haften.

D 12: Oberkörper vorbeugen

Dehnung: Rücken-, hintere Oberschenkel- und Wadenmuskulatur.

Im Stand: Sie stehen aufrecht, die Füße sind eng beieinander und die Knie sind durchgedrückt. Bewegen Sie nun langsam den Oberkörper in Richtung Boden, bis Sie einen leichten Dehnreiz spüren.

Im Sitz: Sie sitzen mit gestreckten Beinen auf dem Boden. Schieben Sie die Hüfte und gleichzeitig den Oberkörper nach vorne, bis Sie einen leichten Dehnreiz spüren. Bewegen Sie sich dabei, als würden Sie am Brustbein nach vorne gezogen werden. Anschließend können Sie die Zehen anziehen, um die Dehnung der Wadenmuskulatur zu verstärken.

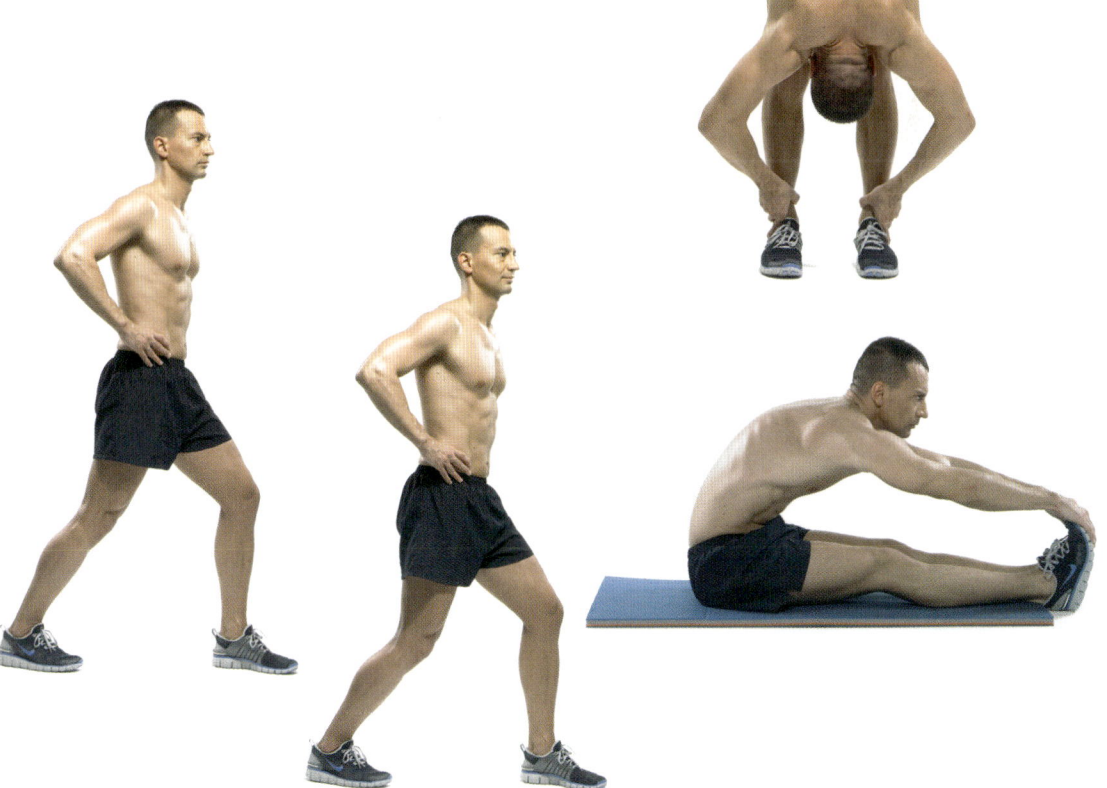

D 13: Bein in die Luft strecken

Dehnung: hintere Oberschenkel-, Gesäß- und Wadenmuskulatur.

Sie liegen auf dem Rücken und ziehen ein Bein gebeugt zum Körper. Fassen Sie es von vorne und ziehen Sie es weiter, bis Sie einen leichten Dehnreiz spüren. Das andere Bein drücken Sie bei der Übungsausführung nach unten.

D 14: Gestrecktes Bein vorschieben

Dehnung: vordere Oberschenkel-, Hüftbeuge- und hintere Oberschenkelmuskulatur.

Sie knien mit dem rechten Bein auf dem Boden, das linke Bein ist nach vorne gestreckt und der Oberkörper ist in aufrechter Haltung. Schieben Sie langsam die Hüfte und gleichzeitig das linke Bein vor, bis Sie einen leichten Dehnreiz spüren. Dabei können Sie sich mit den Händen an den Seiten abstützen, um die Übung kontrolliert auszuführen.

Fortgeschrittene setzen sich mit gestreckten Beinen auf dem Boden ab.

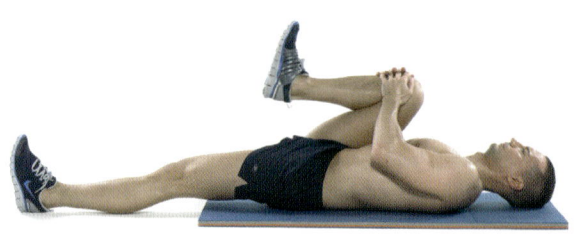

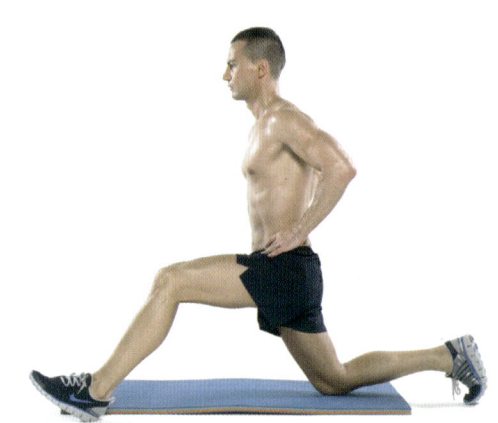

Nachdem Sie sich in der ersten Position gedehnt haben, bewegen Sie das Bein etwas nach unten und greifen nun unterhalb der Kniekehle. Stabilisieren Sie den Oberschenkel in dieser Position und bewegen Sie den Unterschenkel nach oben, bis Sie eine Dehnspannung spüren.

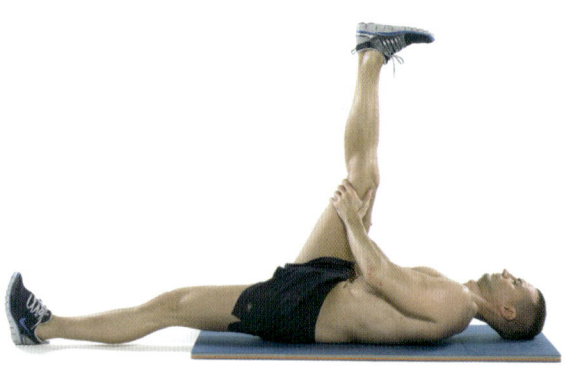

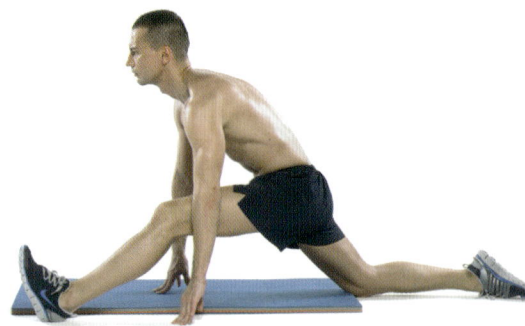

D 15: Unterschenkel anziehen

Dehnung: Hüftbeuge- und vordere Ober-schenkelmuskulatur.

In Bauch- oder Seitenlage: Bringen Sie ein Bein aus eigener Kraft so weit als möglich zum Gesäß. Greifen Sie den Fuß und ziehen Sie ihn weiter Richtung Gesäß, bis Sie einen leichten Dehnreiz spüren. Drücken Sie dabei bewusst die Hüfte nach vorne. Wenn Sie den Fuß nicht fassen können, legen Sie ein Hand-tuch um den Spann und ziehen so das Bein an. Bei der Ausführung in Seitenlage stützen Sie den Kopf mit der Hand oder legen ihn auf dem unteren Arm ab.

Im Stand: Um das Gleichgewicht zu hal-ten, können Sie sich an einem Gegenstand abstützen. Nach einigen Trainingswochen können Sie dann die Übung ohne Abstützen ausführen, und so auch Ihre Koordination trainieren.

D 16: Oberkörper nach hinten ablegen

Dehnung: vordere Oberschenkel-, Schien-bein- und Fußstreckmuskulatur.

Sie knien auf dem Boden, die Fußrücken lie-gen auf und die Knie sind nach vorne gerich-tet. Der Oberkörper wird aufrecht gehalten. Senken Sie langsam Ihr Gesäß ab, bis Sie auf den Fersen aufsitzen. Wenn bis dahin noch kein Dehnreiz auftritt, lehnen Sie den Oberkörper vorsichtig nach hinten, bis der Reiz zu spüren ist. Fortgeschrittene können den Rücken auf den Boden auflegen. Achten Sie in dieser Position besonders auf eine gleichmäßige Atmung und entspannen Sie sich dabei völlig.

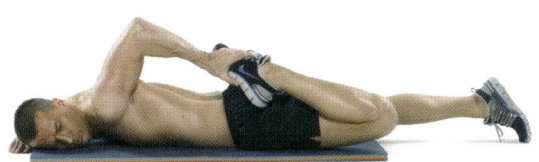

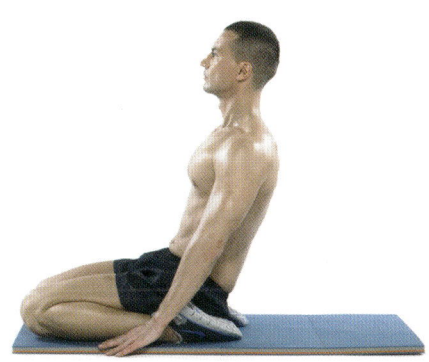

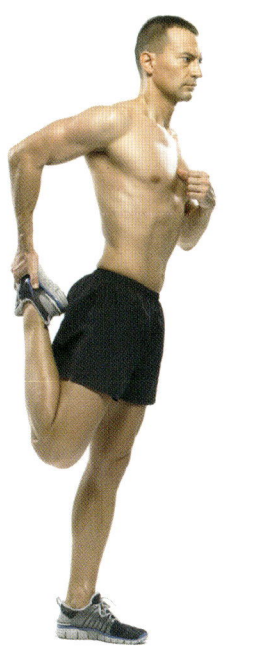

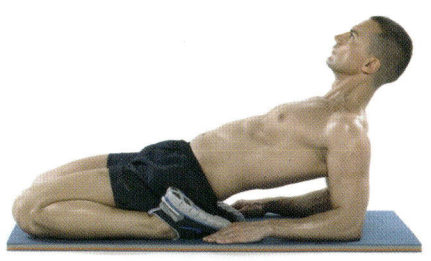

D 17: Knie nach außen sinken lassen

Dehnung: innere Oberschenkelmuskulatur.
Sie sitzen aufrecht, die Fußsohlen liegen aneinander und die Knie weisen nach außen. Ziehen Sie die Füße so weit wie möglich zum Gesäß und schieben Sie die Hüften nach vorne. Entspannen Sie die Beine und lassen Sie sie sinken, bis Sie einen leichten Dehnreiz spüren. Mit Ellbogen oder Händen können Sie den Druck nach unten verstärken.
Fortgeschrittene können den Oberkörper nach vorne ablegen und so auch die Rückenmuskulatur dehnen.

D 18: Grätschstand

Dehnung: hintere und innere Oberschenkelmuskulatur sowie Wadenmuskulatur.
Aus dem aufrechten Stand spreizen Sie die Beine, bis Sie eine leichte Dehnspannung spüren. Achten Sie darauf, dass die Hüfte vorne bleibt und nicht nach hinten ausweicht.
Nachdem Sie sich in der ersten Position gedehnt haben, beugen Sie das rechte Bein, bis Sie einen erneuten Reiz spüren. Verbleiben Sie in dieser Position und wiederholen die Dehnmethode. Dann strecken Sie das rechte Bein und führen die Übung zur anderen Seite aus.
Anschließend können Sie beide Beine weiter nach außen bewegen, bis Sie einen erneuten Dehnreiz spüren, und die zuvor praktizierte Dehnmethode wiederholen.

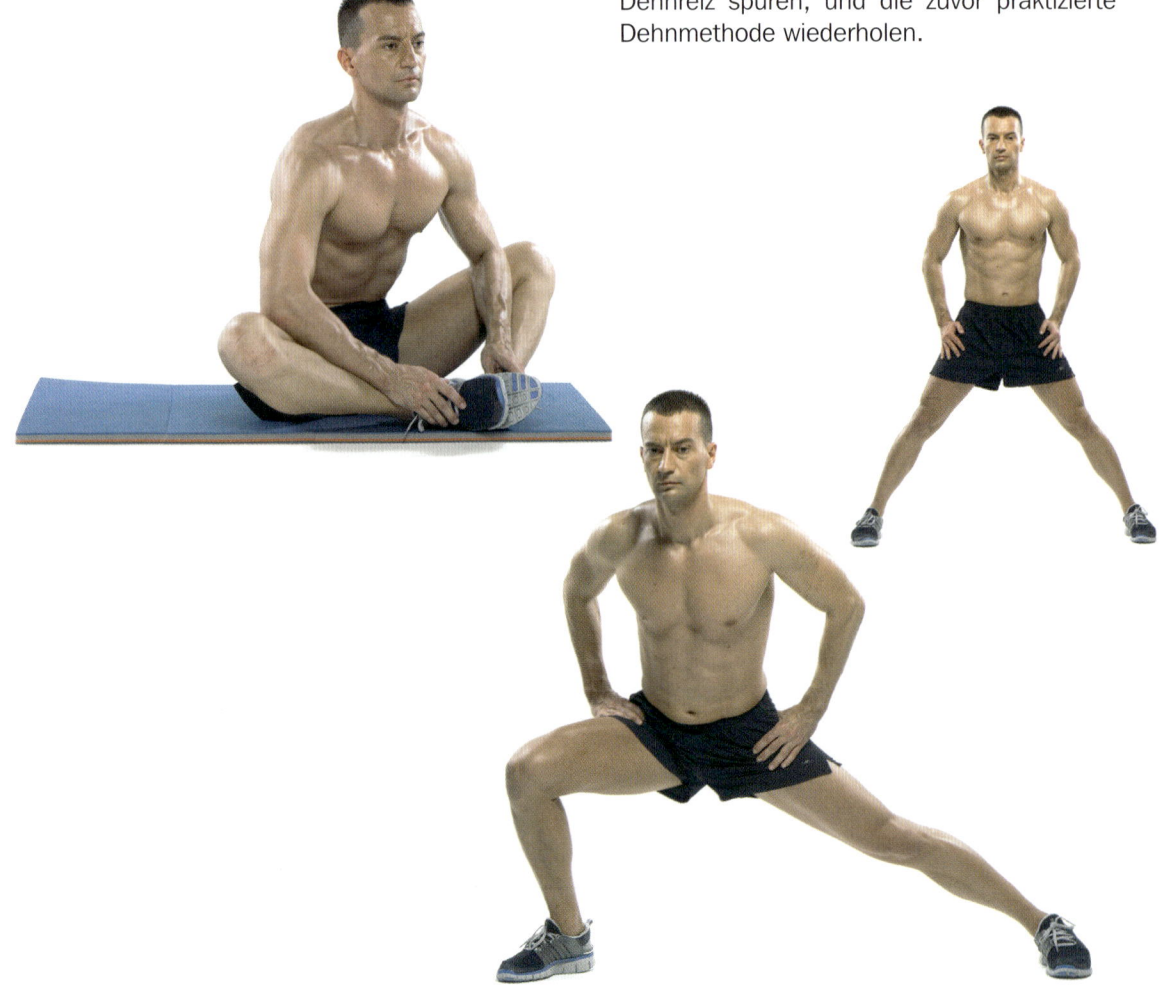

D 19: Körperdrehung im Sitz

Dehnung: Rücken-, äußere Oberschenkel- und Gesäßmuskulatur.

Sie sitzen mit gestreckten Beinen und aufgerichtetem Oberkörper auf dem Boden. Stellen Sie das rechte Bein möglichst nah am Gesäß über das linke. Der rechte Fuß ist aufgestellt und fast gerade nach vorne gerichtet. Entspannen Sie das rechte Bein und ziehen Sie es zum Körper, bis Sie einen leichten Dehnreiz spüren.

D 20: Fußanziehen

Dehnung: äußere Oberschenkel- und Gesäßmuskulatur.

Im Liegen: Sie befinden sich in Rückenlage, das linke Bein ist in gebeugter Haltung in der Luft. Führen Sie den rechten Unterschenkel vor das linke Knie, so dass das rechte Knie nach außen zeigt. Nun ziehen Sie das linke Bein an, bis Sie einen leichten Dehnreiz an der Bein- und Gesäßmuskulatur der rechten Körperseite spüren.

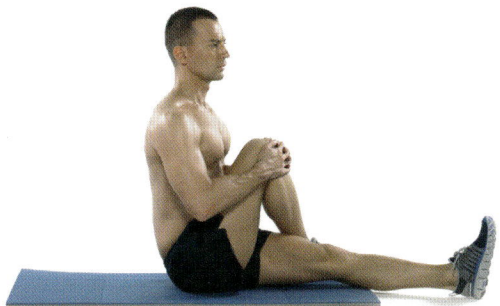
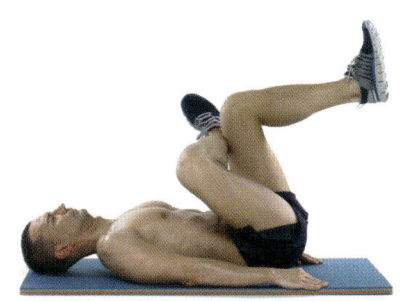

Nachdem Sie sich in der ersten Position gedehnt haben, legen Sie den linken Ellbogen an die Außenseite des rechten Knies und drehen Kopf und Oberkörper im Uhrzeigersinn, bis Sie einen erneuten Dehnreiz spüren. Das liegende Bein kann bei der Übung gebeugt werden, was eine intensivere Dehnung des Oberkörpers ermöglicht.

Im Sitz: Setzen Sie sich mit geradem Oberkörper und gestreckten Beinen auf den Boden. Ziehen Sie den rechten Unterschenkel an, und nehmen Sie ihn in die Hände oder legen Sie ihn an das linke Knie. Dabei bewegt sich das rechte Knie nach außen. Ziehen Sie das rechte Bein näher zum Körper, bis Sie einen leichten Dehnreiz spüren.

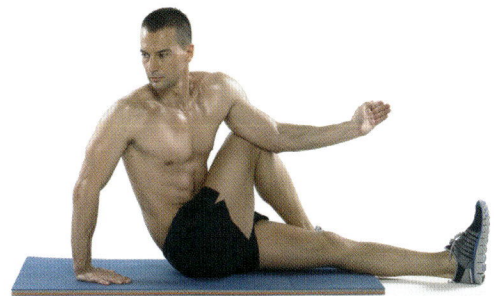
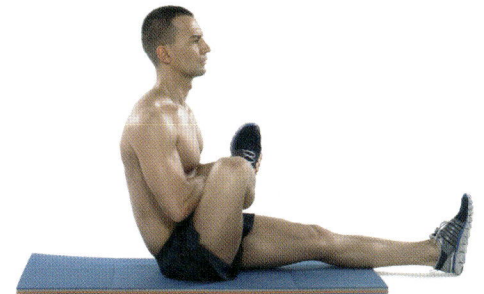

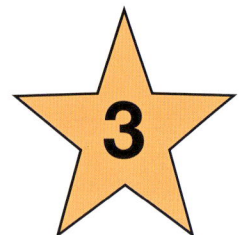

Teil 3: Ausdauer

Das Ausdauertraining ist ein wichtiger Bestandteil des ausgewogenen Fitnesstrainings. Regelmäßiges Ausdauertraining bewirkt, dass Sie körperliche Anstrengungen länger durchhalten können. Sie werden im Alltag und Berufsleben belastbarer und können die an Sie gestellten Anforderungen erfüllen. Außerdem stärken Sie Ihr Immunsystem, können besser schlafen und fördern somit Ihr Wohlbefinden.

Beginnen Sie Ihr Ausdauertraining mit gemäßigter Intensität. Zuerst müssen Sie die Grundlagenausdauer aufbauen, bevor Sie beginnen, Trainingseinheiten mit intensiven Belastungen auszuführen. Denn eine gute Grundlagenausdauer bewirkt, dass sich Ruhepuls und Belastungspuls senken. Außerdem normalisiert sich der Puls nach einer Belastung schnell wieder, weshalb körperliche Aktivitäten als weniger anstrengend wahrgenommen werden.

Viele Fitnesseinsteiger trainieren jedoch ihre Ausdauer in einem zu hohen Intensitätsbereich. Dies stellt für den Körper eine zusätzliche Belastung dar und führt dazu, dass er infekt- und verletzungsanfällig wird. Beginnen Sie deshalb Ihr Ausdauertraining mit niedriger Intensität und steigern Sie dann kontinuierlich die Anforderungen in den folgenden Trainingszyklen.

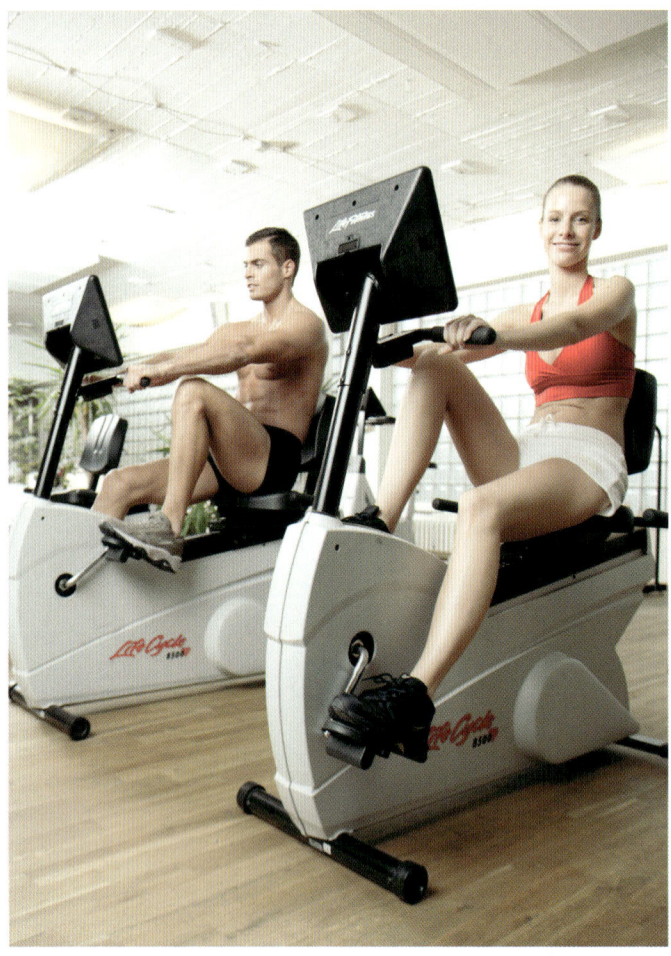

Führen Sie auch Trainingseinheiten gemeinsam mit Ihrer Partnerin durch. So gestalten Sie das Training abwechslungsreich und bleiben langfristig dabei.

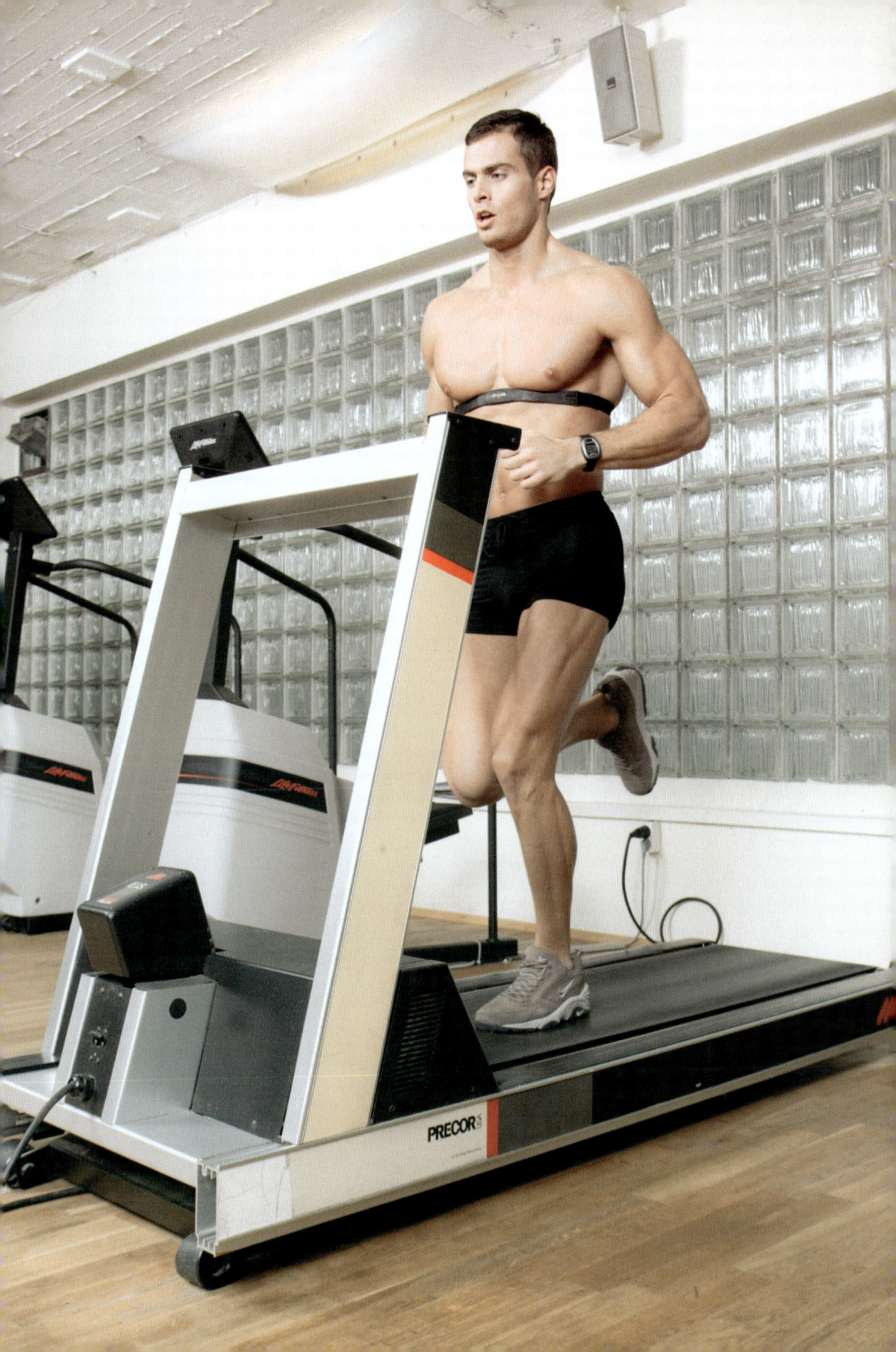

Trainingseffekte

Das gemäßigte Ausdauertraining hat zahlreiche positive Effekte für die Gesundheit und das Wohlbefinden.

Kräftigung des Herzmuskels

Mit regelmäßigem Ausdauertraining wird der Herzmuskel trainiert. Er vergrößert sich und erhöht sein Schlagvolumen. Durch seine größere Leistungskraft wird er geschont, da er im Vergleich zu einem untrainierten Herzmuskel weniger pumpen muss. Infolgedessen senkt sich der Ruhepuls und außerdem steigt der Puls bei Belastung weniger schnell an und senkt sich nach der Belastung zügig wieder.

Stressabbau

Der tägliche Stress in Beruf und Alltag belastet den Körper und greift das Immunsystem an. Ebenso stresst intensives Training jeglicher Form den Körper. Gemäßigtes Ausdauertraining ermöglicht dem Körper den Stress abzubauen. Sie fühlen sich wohl und schlafen besser. Nach einigen Wochen regelmäßigen Trainings fühlen Sie sich fit und leistungsbereit.

Stabilisierung des Immunsystems

Regelmäßige Reize von geringer Intensität kräftigen das Immunsystem. Zu diesem Zweck sollten Sie sich im gemäßigtem Ausdauerbereich bewegen. Trainieren Sie hingegen die Ausdauer mit hohem Belastungspuls, setzen Sie Ihren Körper weiteren Stresshormonen aus und schwächen dadurch Ihre Abwehrkräfte.

Kräftigung des Bewegungsapparates

Durch regelmäßige sportliche Aktivität baut der Körper Muskulatur auf und wird leistungsfähig. Somit wird auch durch das Ausdauertraining die Muskulatur des Bewegungsapparates gekräftigt, wenn auch nicht gezielt bestimmte Muskelgruppen wie im Krafttraining. Greifen Sie deshalb auf unterschiedliche Trainingsformen der Ausdauer zurück, so dass Sie verschiedene Körperpartien kräftigen. Radfahren aktiviert beispielsweise vorwiegend die Beinmuskulatur, Schwimmen hingegen die Muskulatur des gesamten Körpers.

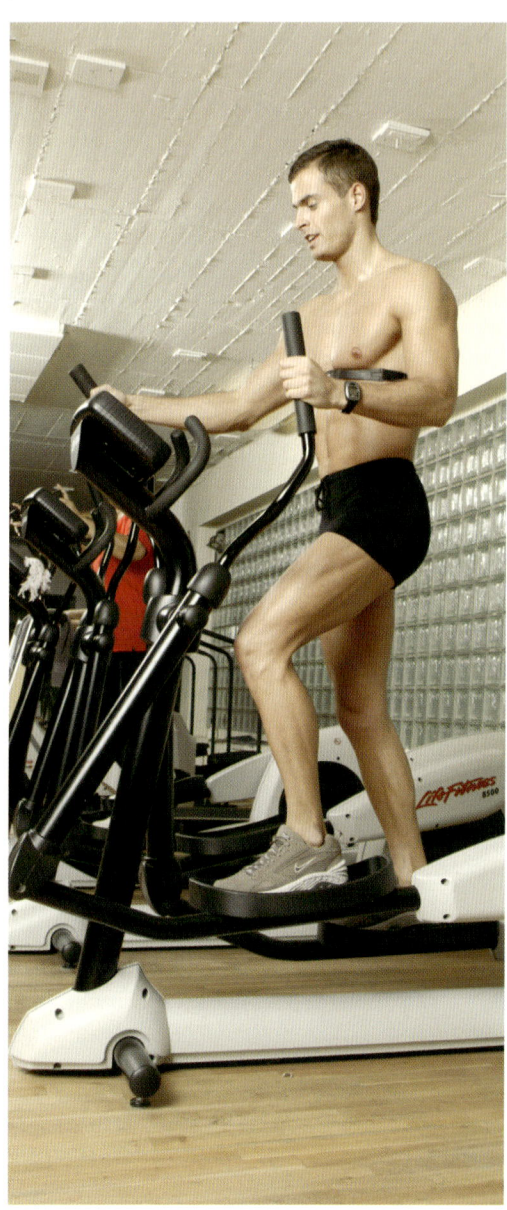

Gemäßigtes Ausdauertraining auf dem Stepper.

Die richtige Trainingsintensität

Mit welcher Intensität Sie am besten trainieren, hängt von Ihrer körperlichen Verfassung und von Ihren Trainingszielen ab. Für Fitnesseinsteiger ist das Training der Grundlagenausdauer besonders wichtig. Fortgeschrittene sollten regelmäßig Ausdauereinheiten im Grundlagenausdauerbereich und im Fitnessbereich ausführen. Die folgenden Intensitätsbereiche werden in diesem Buch unterschieden.

Regenerativer Trainingsbereich

Dieser Bereich umfasst Aktivitäten von sehr geringer Intensität. Dies kann beispielsweise Walken, langsames Radfahren und Schwimmen sein. Sie befinden sich solange in diesem Intensitätsbereich, wie Sie die Belastung als angenehm empfinden. Wenn es hingegen anstrengend wird, ist die Intensität überschritten. Ein niedriger Intensitätsgrad eignet sich nach einer anstrengenden sportlichen Betätigung, um Regenerationsprozesse zu verkürzen. Direkt nach dem Training können Sie noch 5–10 Minuten auslaufen. Sie können aber in diesem Intensitätsbereich auch eine eigenständige Trainingseinheit gestalten. Wenn Sie beispielsweise am vorherigen Tag sehr intensiv trainiert oder einen Wettkampf ausgeführt haben und deshalb der Körper müde und die Muskulatur verspannt ist, kann durch ein solches Training die Erholungsphase des Körpers beschleunigt werden.

Grundlagenausdauerbereich

Das Training der Grundlagenausdauer ist unter gesundheitlichem Gesichtspunkt am wichtigsten. Bei diesem Intensitätsgrad wird das Herz-Kreislauf-System trainiert, das Immunsystem gestärkt und ein hoher Anteil der verbrauchten Energie aus dem Körperfett gewonnen. Sie befinden sich solange in diesem Bereich, wie Sie bei der Anstrengung noch sprechen können. Fühlen Sie sich während des Trainings müde und erschöpft, ist die Intensität zu hoch. Als Sportarten bieten sich langsames Laufen, Radfahren, Schwimmen, Walken und Indoortraining auf einem Kardiogerät an. Wenn Sie über eine gut trainierte Grundlagenausdauer verfügen, hat dies auf alle Sportarten einen positiven Effekt. Der Puls senkt sich nach einer Belastung schnell wieder ab und die Regenerationszeit nach dem Sport verkürzt sich. Dies ist insbesondere für Sportarten mit verschiedenen Belastungszonen wichtig, wie bei den Spielsportarten. Sie bleiben dann während der Belastung länger fit und konzentriert. Regelmäßiges Training in diesem Bereich senkt den Ruhepuls. Bereits nach wenigen Wochen können Sie bei gleichem Puls eine größere Leistung erzielen, beispielsweise länger und schneller laufen.

Fitnessbereich

In diesem Bereich werden die Muskulatur und die allgemeine Körperfitness trainiert. Sie fühlen sich während des Trainings mit diesem Intensitätsgrad angestrengt und nach dem Training fühlt sich die Muskulatur deutlich beansprucht an. Zu diesem Zweck können Sie auf alle denkbaren Ausdauersportarten zurückgreifen. Dafür eignen sich vor allem solche, bei denen der Intensitätsgrad je nach Bedarf angepasst werden kann. Diese Trainingsintensität ist für fortgeschrittene Sportler die Voraussetzung, um Leistungssteigerungen zu erzielen. Bevor Sie mit diesem Training beginnen, müssen Sie zuerst eine gute Grundlagenausdauer ausgebildet haben. Das Ausdauertraining im Fitnessbereich macht dann auch mehr Spaß, da Sie auch bei erhöhtem Lauftempo den Intensitätsbereich nicht überschreiten. Außerdem regeneriert sich der Körper schnell und ist nach dem Training bald wieder fit.

Anaerober Bereich

In der Schwellenzone zwischen aerober und

anaerober Energiegewinnung wird der Körper trainiert, hohe Belastungen länger durchzuhalten. Der Körper gewinnt dabei seine Energie teilweise anaerob, d. h. er kann nicht mehr ausreichend Sauerstoff aufnehmen und zur Energiegewinnung einsetzen. Der Körper „vergärt" nun überwiegend Kohlehydrate, wobei als Abfallstoff Laktat, das Salz der Milchsäure, entsteht. Das Laktat kann vom Körper nicht hinreichend schnell abgebaut werden. Wird der Schwellpunkt zwischen aerober und anaerober Energiegewinnung überschritten, z. B. bei einem Sprint, steigt die Milchsäureproduktion überproportional an. In diesem Fall übersäuert der Körper schnell und die Leistung muss bereits nach kurzer Zeit abgebrochen werden.

Das gesundheitsorientierte Ausdauertraining zielt nicht darauf ab, in diesem Intensitätsbereich zu trainieren. Leistungssportler hingegen trainieren auch einige ihrer Übungseinheiten in diesem Bereich. Eine gute Grundlagenausdauer ist dann besonders wichtig. So kann sich der Puls nach der Übung schnell wieder beruhigen und das Training kann fortgeführt werden.

Bestimmung der optimalen Trainingsintensität

Um den für Ihr Ausdauertraining geeigneten Trainingspuls zu bestimmen, müssen Sie zuerst Ihre maximale Herzfrequenz ermitteln. Auf dieser Grundlage können Sie dann die Trainingsintensitäten errechnen.

Am einfachsten ist die Bestimmung der maximalen Herzfrequenz über die Formel: Maximale Herzfrequenz (MHF) = 220 - Alter.

Diese Methode hat sich bei einer Vielzahl von Tests bewährt. Es kann jedoch bei einzelnen Personen zu Unterschieden kommen. Leistungssportler hingegen greifen häufig auf den Maximalherzfrequenz-Test zurück, bei dem der Puls durch die Trainingsintensität auf die maximale Höhe getrieben wird. Es wird beispielsweise ein Sprint bis an die persönliche Leistungsgrenze ausgeführt. Fitnesssportlern ist jedoch von diesem Test abzuraten, da für sie durch die ungewohnt intensive Belastung eine hohe Verletzungsgefahr besteht.

Maximale Herzfrequenz (MHF)	220 - Alter
Regenerativer Trainingsbereich	ca. 65 % der maximalen Herzfrequenz (MHF)
Grundlagenausdauerbereich	ca. 75 % der MHF
Fitnessbereich	ca. 85 % der MHF

Beispiel: 40-jähriger Mann	
Maximale Herzfrequenz nach vereinfachter Formel	220 - 40 = 180 MHF
Regenerativer Trainingsbereich	180 x 0,65 = 117 HF
Grundlagenausdauerbereich	180 x 0,75 = 135 HF
Fitnessbereich	180 x 0,85 = 153 HF

Ihr Trainingsbereich

Versuchen Sie sich während einer Trainingseinheit, nahe an dem für Sie optimalen Puls zu bewegen.

Ihr Trainingsbereich	Trainingspuls
Regenerativer Trainingsbereich	
Grundlagenausdauerbereich	
Fitnessbereich	

Messung der Intensität

Ihren Puls können Sie messen, indem Sie um Ihr Handgelenk greifen und Zeige- und Mittelfinger unterhalb des Daumengelenks auflegen. Zählen Sie über 20 Sekunden hinweg die Pulsschläge und multiplizieren Sie dann das Ergebnis mit dem Faktor 3. Mit diesem Verfahren können Sie den Ruhepuls und den Puls nach dem Training messen. Während einer Belastung können Sie hingegen den Puls auf diese Weise nicht ermitteln, da Sie zu diesem Zweck ständig Ihre Aktivität unterbrechen müssten.

Für das Ausdauertraining sollten Sie deshalb auf einen Pulsfrequenzmesser zurückgreifen. Bei dieser Messtechnik wird ein Gurt um den Brustkorb gelegt, der die Herzschläge misst. Die Werte können dann auf einer Uhr am Handgelenk abgelesen werden. In aller Regel gestatten diese Messgeräte die Einstellung der individuellen Pulszone für das Training. Das Überschreiten des beabsichtigten Wertes wird durch ein akustisches Signal mitgeteilt. Gute Modelle sind im Fachhandel ab zirka 80 € erhältlich.

Sportarten

Durch regelmäßiges Ausdauertraining stärken Sie Ihr Herz-Kreislauf-System und reduzieren Ihr Körperfett. Bereits mit geringem Aufwand lassen sich deutliche Trainingsfortschritte erzielen. Kontinuierliches Training dreimal wöchentlich über mindestens 40 Minuten genügt, um die Ausdauer zu verbessern und überschüssige Pfunde abzubauen.

Für Ihr gemäßigtes Ausdauertraining eignen sich grundsätzlich alle Sportarten, die mit gleichmäßiger Intensität ausgeführt werden können. Dazu gehören die Klassiker des Ausdauertrainings, wie Laufen, Radfahren und Schwimmen, ebenso wie das Training an Kardiogeräten im Fitnessstudio. Wählen Sie eine Sportart, bei der Sie über den Trainingszeitraum nahezu gleichmäßige Geschwindigkeit beibehalten können, so dass der Puls stets in der beabsichtigten Intensitätszone bleibt.

Wenn Sie sich eine gute Grundlagenausdauer antrainiert haben, können Sie Intervalltraining in Ihr Ausdauertraining einbauen. Führen Sie beispielsweise während eines Lauftrainings immer wieder kurze Strecken aus, die Sie sehr schnell zurücklegen, und reduzieren Sie danach Ihr Tempo wieder. So gewöhnt sich Ihr Körper an Belastungen mit unterschiedlicher Intensität und lernt den Puls nach der Belastung schnell wieder zu regulieren. Für dieses intensive Ausdauertraining eignen sich alle Sportarten, die mit wechselnden Geschwindigkeiten ausgeführt werden, z. B. Spielsportarten und Kampfsportarten.

Laufen

Immer mehr Menschen entdecken das Laufen für sich, um dem Alltagsstress zu entkommen und den Körper in Form zu halten. Laufen ist eine natürliche Bewegungsform, die fast überall ausgeführt werden kann. Laufen Sie wann und wo es Ihnen gefällt. Fast überall findet sich eine Möglichkeit diese Sportart auszuführen, z. B. in einem Stadtpark oder auf einem Waldweg.

Das Laufen haben Sie bereits in der Kindheit gelernt. Sie können also sofort mit dem Training beginnen. Im Gegensatz dazu muss für zahlreiche andere Ausdauersportarten wie Schwimmen und Skilanglauf zuerst eine spezielle Technik erlernt werden. Auch sind für das Laufen keine besonderen Anschaffungen notwendig: Trainingshose, T-Shirt und ein Paar Laufschuhe genügen.

Für das Laufen ist es nicht notwendig, sich eine spezielle Technik anzueignen. Je harmonischer und unverkrampfter aber der Laufstil ist, desto wohltuender und energiesparender ist auch das Lauftraining. Deshalb lohnt es sich, von Zeit zu Zeit auf den Stil zu achten und gegebenenfalls kleine Änderungen vorzunehmen. Versuchen Sie aber nicht, die Lauftechnik mit Gewalt zu ändern. Sie würden dann beim Laufen verkrampfen. Es gibt auch Spitzenathleten, deren Laufstil nicht dem üblichen Leitbild eines idealen Laufstils entspricht.

Technik

Halten Sie beim Laufen den Oberkörper aufrecht und richten Sie den Blick einige Meter vor sich. Vollziehen Sie gleichmäßige Schritte mittlerer Länge und nehmen Sie bei jedem Schritt die Hüfte vor. Dabei treten Sie jeweils mit der Ferse zuerst auf und rollen dann über den ganzen Fuß ab, bevor Sie sich wieder vom Boden abstoßen.

Die Arme werden etwa im 90-Grad-Winkel gehalten und schwingen beim Laufen locker mit. Dabei sind die Hände zu lockeren Fäusten geschlossen, wobei die Daumen auf die Zeigefinger gelegt sind. Achten Sie stets darauf, dass Schulter-, Nacken- und Gesichtsmuskulatur entspannt bleiben.

Training

Vor dem Laufen sollten Sie Ihren Körper aufwärmen, wozu es sinnvoll ist, eine Strecke zügig zu gehen. Nach dem Aufwärmen

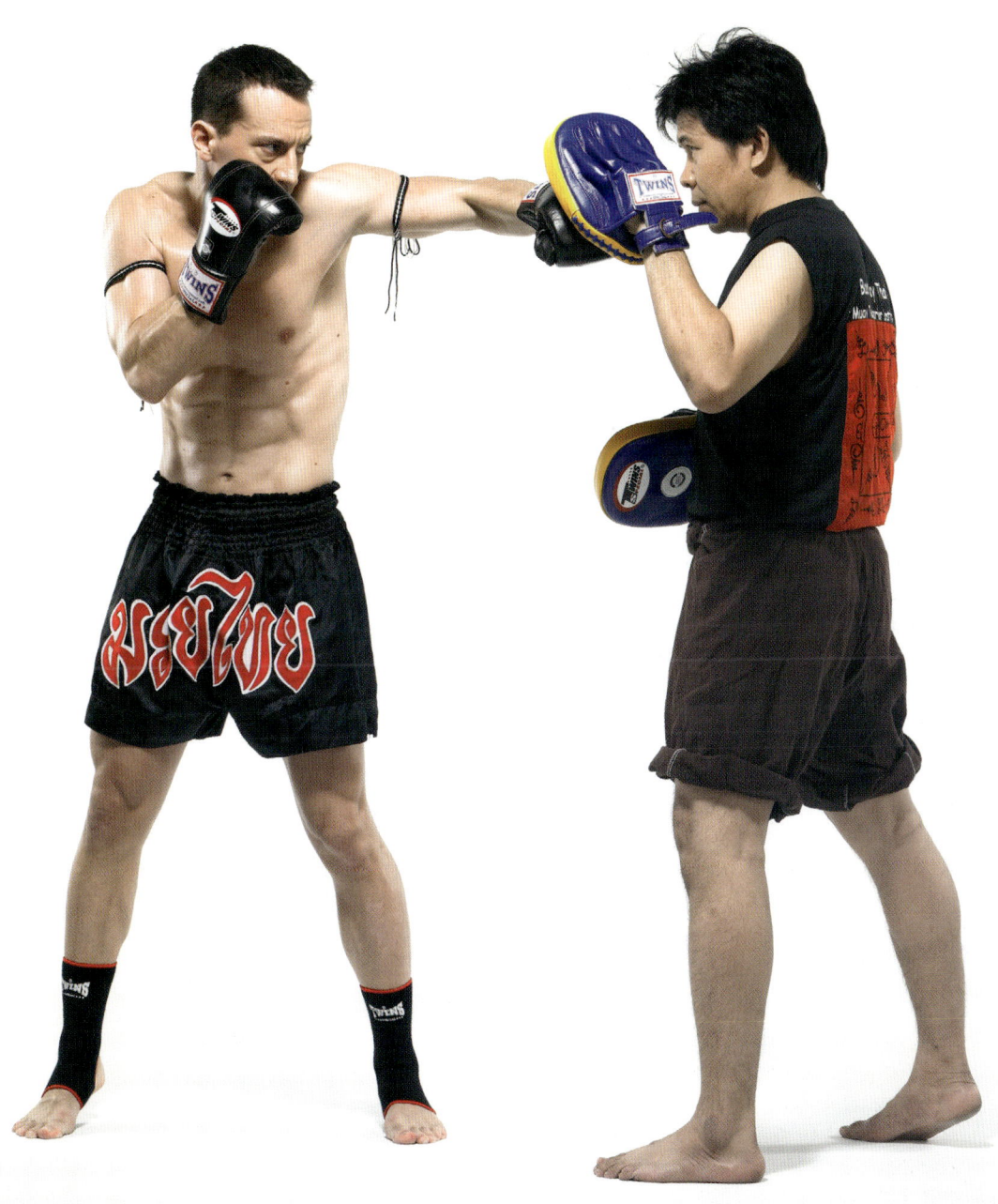

Im Kampfsport trainieren Sie die Ausdauer im hohen Intensitätsbereich.

werden Dehnübungen ausgeführt. Um Verletzungen vorzubeugen, müssen Sie zumindest die Muskelgruppen dehnen, die beim Laufen beansprucht werden. Dies sind insbesondere die Wadenmuskulatur und ferner die vordere und die hintere Oberschenkelmuskulatur. Das Aufwärmen, einschließlich der vorbereitenden Dehnübungen, sollten Sie nie vollständig weglassen. Sie bereiten damit den Körper auf das Training vor, er wird leistungsfähig und Verspannungen in der Muskulatur werden gelöst.

Am Ende des Trainings laufen oder walken Sie in mäßigem Tempo noch einige Minuten weiter. Dann dehnen Sie die beanspruchte Muskulatur, wodurch Sie die Regenerationsprozesse beschleunigen und produziertes Laktat schneller abbauen. Außerdem verhindern Sie, dass sich Muskelverkürzungen bilden.

Walken

Walken ist bewusstes, dynamisches Gehen, bei dem die Arme schwungvoll mitbewegt werden. Dadurch können Sie sich schneller fortbewegen als bei normalem Gehen und trainieren außerdem den Oberkörper mit. Das Walken schont die Gelenke und ist somit der optimale Einstieg für Fitnesstraining. Es werden dieselben Muskelgruppen wie beim Laufen trainiert, jedoch mit geringerer Verletzungsgefahr. Deshalb sollten insbesondere übergewichtige Personen mit dieser Trainingsform ihr Programm beginnen und Gewicht abbauen, bevor sie zum Laufen übergehen.

Es ist nur ein Minimum an Ausrüstung notwendig: Es genügen ein Paar Joggingschuhe und bequeme Kleidung. Walken können Sie fast überall, auf Asphaltwegen in der Stadt, ebenso wie im Stadtpark oder auf Waldwegen. Sie fühlen sich danach voll neuer Energie, und haben nicht mit Müdigkeit, Muskelkater oder Überlastungsschmerzen zu kämpfen. Deshalb können Sie auch vor dem Arbeitsbeginn oder auf dem Heimweg walken. Bewegen Sie einfach beim Gehen die Arme schwungvoll mit und achten Sie auf kraftvolle und dynamische Schritte.

Technik

Vollziehen Sie gleichmäßige Schritte mittlerer Länge. Setzen Sie den Fuß mit der Ferse auf und rollen Sie über den gesamten Fuß bis zu den Zehen ab, über die Sie sich dann vom Boden abstoßen. Die Gesäßmuskulatur und die Muskulatur der Oberschenkelrückseite sind dabei angespannt. Die Füße weisen in die Richtung, in der Sie sich fortbewegen.

Die Unterarme befinden sich etwa im 90-Grad-Winkel, die Hände werden als lockere Fäuste gehalten und die Handrücken sind nach außen gewandt. Bewegen Sie die Arme beim Walken schwungvoll und dynamisch mit, die Ellbogen werden dabei am Körper entlang bewegt. Wenn Sie den rechten Fuß nach vorne aufsetzen, bewegen Sie gleichzeitig den linken Arm vor. Führen Sie die Armbewegungen locker aus, ohne dabei die Schulter- und Nackenmuskulatur anzuspannen. Der Oberkörper wird aufrecht gehalten und bei den Armbewegungen nicht mitgedreht.

Atmen Sie tief ein und aus, um den Körper optimal mit Sauerstoff zu versorgen. So bleiben Sie länger fit, da der Körper den Sauerstoff zur Energiebereitstellung benötigt. In aller Regel bewährt es sich, durch die Nase ein- und durch den Mund auszuatmen. Wenn Sie hingegen durch den Mund nach Luft schnappen müssen, ist die Trainingsintensität zu hoch. Bleiben Sie beim Walken locker; Sie sollten weder die Zähne aufeinander beißen noch die Gesichtsmuskulatur anspannen.

Radfahren

Radfahren kräftigt die Beinmuskulatur, insbesondere die vordere Oberschenkelmuskulatur. Die Trainingsintensität kann beim Radfahren besser als beim Laufen kontrolliert werden. Das folgt daraus, dass beim Laufen das gesamte Körpergewicht transportiert werden muss. Beim Radfahren hingegen wird der Körper vom Sattel gestützt. So werden weniger Muskelgruppen belastet und die Gelenke werden geschont. Deshalb ist diese Trainingsform für Fitnesseinsteiger besonders geeignet und wird auch häufig zur Rehabilitation genutzt, z. B. nach Knie- und Fußverletzungen. Aber auch für Fortgeschrittene ist diese Trainingsform sinnvoll, da durch schnelles und kraftvolles Radfahren bei hoher Pulsfrequenz trainiert werden kann.

Achten Sie beim Fahren darauf, dass Sie den Oberkörper möglichst gerade halten und ihn nicht bei Müdigkeit nach vorne neigen. Zehen und Fußballen werden auf die Pedale gestellt. Die Sattelhöhe muss so eingestellt sein, dass das Trittbein im tiefsten Punkt der Pedale noch leicht angewinkelt ist. Ist das Bein stattdessen ganz durchgestreckt, wird das Kniegelenk zu stark belastet.

Training

Zum Aufwärmen sollte das Radtraining mit einigen Minuten Einfahren in mäßigem Tempo und mit Dehnübungen insbesondere für Waden- und Oberschenkelmuskulatur eingeleitet werden. Am besten dehnen Sie alle Muskelgruppen, so dass Sie weder am Hals und Nacken noch am Rücken verspannt sind.

Fahren Sie besser mit hohen Umdrehungszahlen als mit starkem Widerstand. Fortgeschrittene können das Radtraining intensivieren, indem sie schnelle und langsame Intervalle abwechselnd aufeinander folgen lassen. Bringen Sie auch etwas Abwechslung in das Radtraining. Wechseln Sie zwischen unterschiedlichen Strecken und variieren Sie die Intensitäten. Auch eine Spinning-Stunde im Fitnessstudio bringt neue Anforderungen in das Programm.

Zum Ende der Trainingseinheit sollten Sie noch einige Minuten langsam bei geringem Widerstand fahren, bevor Sie das Radtraining mit Dehnübungen für die beanspruchte Muskulatur abschließen.

Schwimmen

Schwimmen formt den Körper und trainiert das Herz-Kreislauf-System. Da das Körpergewicht vom Wasser getragen wird, ist diese Trainingsform besonders schonend für die Gelenke. Durch Variation des Schwimmtempos lässt sich auch mit dieser Ausdauersportart die gewünschte Belastungsintensität erreichen.

Drei Schwimmstile sind für das Ausdauertraining besonders zu empfehlen, da diese über einen längeren Zeitraum bei ähnlicher Intensität durchgeführt werden können: Das Brustschwimmen, das Kraulen und das Rückenschwimmen. Wechseln Sie zwischen diesen Stilen, um unterschiedliche Muskeln zu kräftigen.

Training

Vor dem Training wird eine Aufwärmphase durchgeführt. Schwimmen Sie dazu locker einige Bahnen bei geringem Tempo und führen Sie dann einige Dehnübungen am Beckenrand aus.

In der Hauptphase des Trainings schwimmen Sie mindestens 20 Minuten lang. Fortgeschrittene können die Zeit deutlich verlängern und das Trainingstempo variieren, indem sie beispielsweise eine Bahn schnell schwimmen, zwei Bahnen langsam zur Erholung und dann wieder das Tempo erhöhen.

Zum Ende des Trainings werden noch einige Bahnen sehr langsam geschwommen und dann die beanspruchte Muskulatur gedehnt.

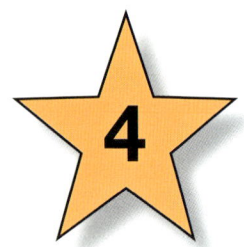

Teil 4: Kraft

Nutzen Sie das Krafttraining, um Ihren Körper in Form zu bringen. Mit Krafttraining werden Sie Ihre Körperhaltung verbessern und Ihre Körperproportionen gestalten. So wirken Sie attraktiver auf Ihre Umwelt und steigern Ihr Selbstvertrauen. Außerdem fallen Ihnen durch einen kräftigen Körper zahlreiche Alltagsarbeiten leichter.

In diesem Kapitel lernen Sie die wirkungsvollsten Kräftigungsübungen kennen. Es sind Übungen ausgewählt, die für Einsteiger leicht erlernbar sind und mit denen alle Muskelgruppen ausgewogen gekräftigt werden können. Auch werden Trainingsvarianten für Fortgeschrittene aufgezeigt. Wenn Sie nach einigen Monaten Ihr Training variieren wollen, finden Sie Alternativübungen im Buch „Das große Fitnessbuch" (Delp 2006).

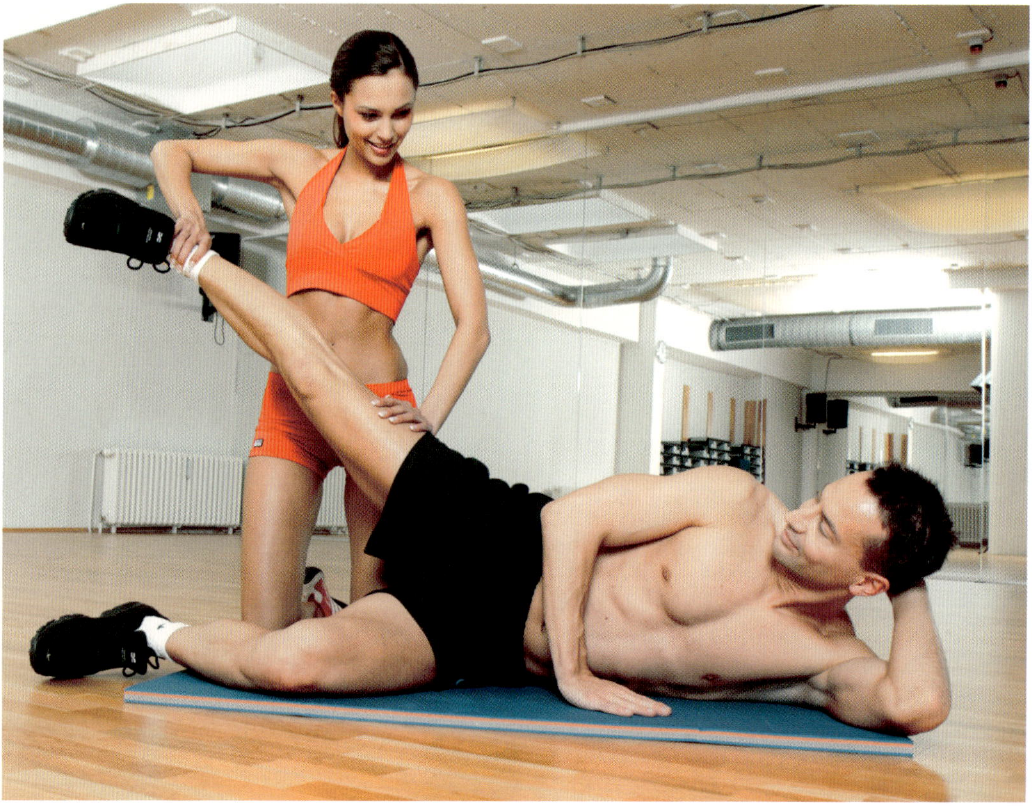

Die Partnerin kann Widerstand mit unterschiedlicher Intensität leisten. So können Sie die Übungen sowohl nach der Kraftausdauer-Methode als auch nach der Muskelaufbau-Methode ausführen.

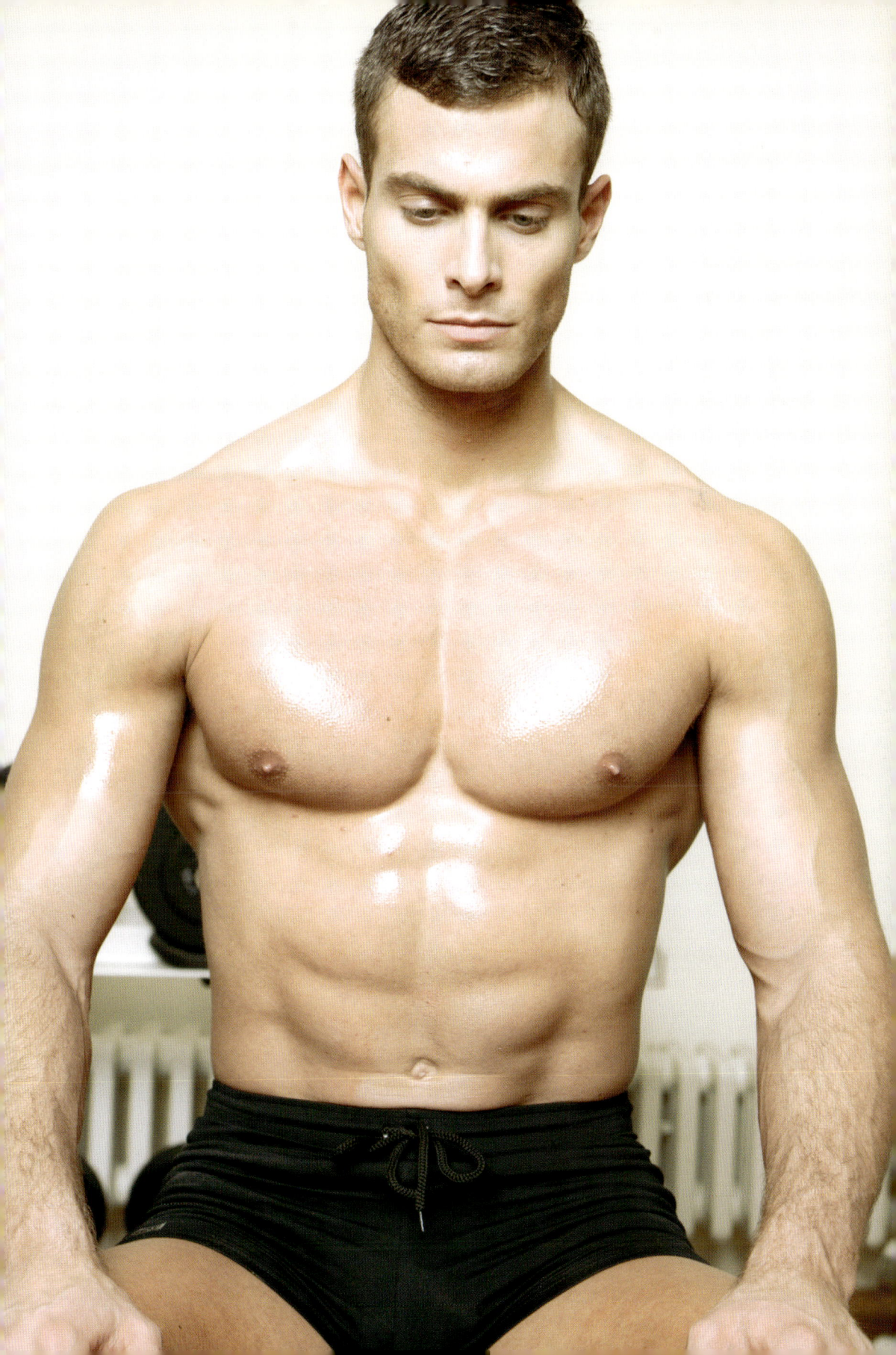

Grundlagen Krafttraining

Für das gesundheitsorientierte Krafttraining bieten sich die Kraftausdauer-Methode und die Muskelaufbau-Methode an. Die Kraftausdauer-Methode zielt schwerpunktmäßig auf einen schlanken Körper und eine gute Kraftausdauer. Die Muskelaufbau-Methode dient der Bildung eines eher muskulösen Körpers und der Vergrößerung der Maximalkraft. Entscheiden Sie sich, abhängig von Ihrem Trainingsziel, für eine von diesen beiden Methoden. Ungeübte sollten jedoch in jedem Fall zuerst ihre Kraftausdauer verbessern, bevor sie damit beginnen, gezielt ihre Muskelkraft zu vergrößern.

Kraftausdauer-Methode

Wählen Sie den Schwierigkeitsgrad der Übung so, dass Sie 15–30 Wiederholungen in einem Satz ausführen können. Das Bewegungstempo kann langsam bis zügig sein, wobei es wichtig ist, gleichmäßig zu atmen. Am Ende sollten Sie sich mittel bis schwer beansprucht fühlen.
Pausieren Sie zwischen zwei Sätzen 1–2 Minuten. Als Variante können Fortgeschrittene direkt nach einem Durchgang einen Satz für den Muskel-Gegenspieler ausüben, z. B. kann so die vordere und die hintere Oberarmmuskulatur trainiert werden. Durch dieses Vorgehen hat der zuerst trainierte Muskel genügend Zeit, sich zu regenerieren und kann danach wieder beansprucht werden.

Wiederholungen:	15–30
Bewegungstempo:	langsam bis zügig
Intensität je Satz (subjektives Empfinden):	mittel bis schwer
Pausendauer (zwischen zwei Sätzen):	1–2 Minuten
Trainingsziele:	Verbesserung der Kraftausdauer, Körperfettreduktion

Muskelaufbau-Methode

Wählen Sie den Schwierigkeitsgrad der Übung so, dass Sie 8–12 Wiederholungen in einem Satz ausführen können. Vollziehen Sie die Bewegungen eher langsam. Am Ende sollten Sie sich schwer bis sehr schwer belastet fühlen, aber Fehlstellungen und Ausweichbewegungen des Körpers vermeiden können.
Pausieren Sie zwischen zwei Sätzen 2–3 Minuten. Als Variante können Sie direkt nach einem Durchgang einen Satz für den Muskel-Gegenspieler ausüben.

Wiederholungen:	8–12
Bewegungstempo:	langsam
Intensität je Satz (subjektives Empfinden):	schwer bis sehr schwer
Pausendauer (zwischen zwei Sätzen):	2–3 Minuten
Trainingsziele:	Muskelaufbau, Steigerung Maximalkraft

Durchführungsintensivierung

Um die Muskelbeanspruchung während den Übungen zu erhöhen, bieten sich die Vorgehensweisen „Halten der Endposition" und „Teilbewegungen" an.
Beim **Halten der Endposition** verbleiben Sie bei jeder Wiederholung für etwa 3 Sekunden in der Endposition. Gleichzeitig wird die Muskulatur mit maximaler Kraft angespannt. Halten Sie dabei aber nicht die Luft an, sondern atmen Sie gleichmäßig weiter.
Auch **Teilbewegungen** sind eine sinnvolle Variante zur Steigerung der Muskelaktivität. Das bedeutet, dass Sie sich in die Endposition bewegen und von dort kleine, langsame Bewegungen nach oben und wieder nach unten vollziehen. Durch die Ausführung der Wiederholungen im Bereich höchster Muskelaktivität wird ein verbessertes Trainings-

ergebnis erreicht. Achten Sie auch hierbei stets auf eine gleichmäßige Atmung.

Satzzahl: Einsatz- versus Mehrsatz-Training

Ein „Satz" bezeichnet die Ausführung einer Übung von der ersten bis zur letzten Wiederholung. Über die Anzahl der Sätze, die in einer Trainingseinheit auszuführen sind, gibt es die unterschiedlichsten Empfehlungen. Grundsätzlich lässt sich sagen, dass Einsteiger mit einem Satz je Übung schon Muskelzuwächse erreichen. Mit mehreren Sätzen je Übung wird etwas mehr Muskelwachstum bewirkt, dafür ist aber die Zeitdauer länger und außerdem steigt das Risiko, den Körper zu überlasten. Sinnvoll erscheint es für Einsteiger mit einem Ganzkörperprogramm zu beginnen, wobei sie abhängig von der Übungsanzahl für jede Übung 1–2 Sätze ausführen.

Fortgeschrittene und Leistungssportler trainieren mit den verschiedensten Programmen und Satzzahlen. Die Empfehlungen liegen bei 2–5 intensiven Sätzen je Übung. Mittlerweile hat sich aber auch in diesem Bereich gezeigt, dass mit Einsatztraining erfolgreich trainiert werden kann. Dies setzt voraus, dass die Muskulatur mit Intensivierungstechniken maximal erschöpft wird. Um sich nicht zu verletzen, muss der Sportler vor jeder Übung 1–2 Aufwärmsätze mit geringem Gewicht machen. Oft werden im Anschluss an eine Übung noch weitere Übungen für dieselbe Muskelgruppe ausgeführt. Außerdem ist die Satzzahl davon abhängig, wie viele Übungen insgesamt in einer Trainingseinheit ausgeführt werden. Intensives Training in der Hauptphase sollte maximal 60–90 Minuten andauern.

Trainingshäufigkeit und Trainingspause

Die größtmögliche Leistungssteigerung gemäß dem Prinzip der Superkompensation wird dann erreicht, wenn das Verhältnis zwischen Belastung und Regenerationszeit optimal gewählt wird (siehe S. 12). Wie oft eine Muskelgruppe trainiert werden soll und wie lange anschließend mit dem Training dieser Muskelgruppe pausiert werden muss, ist von vielen Faktoren abhängig, wie Reizintensität, Trainingsfortschritt und Gestaltung der regenerativen Maßnahmen. Deshalb können hier nur Orientierungswerte genannt werden.

Allgemein gilt, dass einmal wöchentliches Training einer Muskelgruppe der Krafterhaltung dient, zwei- bis dreimal dem Kraftzuwachs. Trainieren Sie mit einem Ganzkörperprogramm, genügen also 2–3 Einheiten pro Woche um Fortschritte zu erzielen; bei Splitttraining sind mehrere Einheiten notwendig. Einsteiger mit sehr geringer Muskelmasse können bereits mit einmal wöchentlichem Training zu Erfolgen kommen. Aber auch Leistungssportler und Bodybuilder können deutliches Muskelwachstum erreichen, wenn sie eine Muskelgruppe einmal wöchentlich sehr intensiv trainieren. Dazu werden die Muskelgruppen auf mehrere Trainingseinheiten verteilt und dann die jeweils zu trainierende Muskelgruppe mit zahlreichen Übungen, Sätzen und Intensivierungstechniken maximal erschöpft.

Nach dem Training gemäß der Kraftausdauer-Methode wird mindestens ein Regenerationstag benötigt. Einsteiger müssen hingegen bereits 2 Tage pausieren, wenn sie die Belastung als mittel bis schwer wahrgenommen haben. Wird nach der Muskelaufbau-Methode trainiert, ist eine Regenerationszeit von 1–3 Tagen notwendig, wobei die exakte Dauer von Trainingsintensität und Erholungsmaßnahmen abhängig ist. Beispielsweise kann am Folgetag leichtes Ausdauertraining und Dehnübungen gemacht werden, was die Regenerationsdauer reduziert.

Sportler, die Krafttraining als Ergänzung zu ihrer eigentlichen Sportart betreiben, müssen bei der Zusammenstellung von Trainingsplänen beachten, dass die Muskeln nicht nur im Krafttraining intensiv aktiviert werden, sondern auch in ihrer Sportart. Wenn beispielsweise ein Handballer die Brustmuskulatur mit Einsatztraining und Intensivierungstechniken maximal erschöpft, sollte er am nächsten Tag kein hartes Wurftraining machen. Ansonsten besteht erhöhte Verletzungsgefahr, da die Muskulatur müde ist; außerdem kann sie kein großes Leistungspotential bereitstellen.

Auswahl des Trainingsgewichts/Intensität

Als Fitnesseinsteiger führen Sie die Übungen mit geringer Belastung aus. Fragen Sie einen Fitnesstrainer nach einem Einstiegsgewicht oder tasten Sie sich vorsichtig an das geeignete Trainingsgewicht heran. Dazu wählen Sie ein geringes Gewicht und machen damit einige Wiederholungen. Fühlen Sie dabei eine leichte Muskelbeanspruchung, aber keine Schmerzen und keine Überanstrengung, wird dieses Gewicht als Einstiegsgewicht im Trainingsplan festgehalten.

Sie können das Gewicht in den nächsten Übungseinheiten etwas steigern. Sie müssen jedoch das jeweilige Gewicht immer so wählen, dass Sie noch mindestens 15 Wiederholungen der Übung technisch korrekt ausführen können. Steigern Sie Wiederholungszahlen mit fortlaufendem Training. Spätestens wenn Sie 30 Wiederholungen erreichen, erhöhen Sie das Gewicht. Wählen Sie auch das neue Gewicht so, dass Sie noch mindestens 15 Wiederholungen erreichen. Erhöhen Sie in den folgenden Trainingseinheiten wieder schrittweise die Wiederholungszahlen. Fortgeschrittene steigern die Gewichte im Verlauf ihres Trainings deutlich.

Abhängig davon, nach welcher Methode Sie trainieren, wählen Sie die Gewichte so, dass Sie 15–30 Wiederholungen (Kraftausdauer-Methode) oder 8–12 Wiederholungen (Muskelaufbau-Methode) ausführen können. Verfahren Sie beim Training nach der Kraftausdauer-Methode wie oben beschrieben. Bei der Muskelaufbau-Methode steigern Sie das Gewicht nach 12 erreichten Wiederholungen, aber nur soviel, dass Sie noch mindestens 8 Wiederholungen erreichen.

Übungsfolge beim Kräftigen

Beginnen Sie Ihr Training mit einer großen Muskelgruppe, wie der Brust- oder der Beinmuskulatur. Führen Sie zuerst Komplexübungen aus, bevor Sie eine Muskelgruppe isoliert kräftigen, um deren vorzeitige Ermüdung zu vermeiden. Ansonsten kann es zu Ausweichbewegungen und dadurch zu Verletzungen kommen. Deshalb wird die Oberarmmuskulatur am Ende der Oberkörperübungen trainiert und entsprechend die Wadenmuskulatur am Ende der Beinübungen. Es gibt zwar auch ein gegensätzliches Trainingsprinzip bei dem zuerst eine Isolationsübung ausgeführt wird, um eine Vorermüdung herbeizuführen. Dieses Prinzip ist aber nur von fortgeschrittenen Kraftsportlern einsetzbar.

Das Kräftigen der Bauch- und der unteren Rückenmuskulatur sollte erst am Ende des Trainings erfolgen. Wenn Sie diese beiden Muskelgruppen zuvor intensiv trainieren, ist es bei den anschließenden Komplexübungen schwer, den Oberkörper zu stabilisieren.

Regeln

Nehmen Sie eine stabile Ausgangsposition ein, damit Sie sich vollständig auf die Übungsausführung konzentrieren können. Spannen Sie die Bauchmuskulatur an, um den Oberkörper zu stabilisieren, und halten Sie den Rücken gerade. Bei Übungen im Stand wird zusätzlich die Gesäßmuskulatur aktiviert. Außerdem müssen Sie vor Hantelübungen den Hantelverschluss überprüfen, insbesondere vor Bewegungen über dem Kopf.

Kontrollieren Sie regelmäßig Ihre Ausgangsposition und die Übungsdurchführung vor einem Spiegel. Achten Sie darauf, dass die Schultern stets auf gleicher Höhe bleiben. Wenn während der Übung die Handgelenke gebeugt werden, können sich Sehnenscheidentzündungen bilden.

Konzentrieren Sie sich bei jeder Übung auf die Zielmuskulatur und achten Sie während der Übungsdurchführung bewusst darauf, wie diese arbeitet. Dadurch werden die besten Ergebnisse erzielt. Ungeübten fällt die konzentrierte Trainingsausführung zu Anfang noch etwas schwer, doch werden sie sich diese mit fortschreitender Erfahrung aneignen.

Führen Sie die Übungen in gleichmäßigen, eher langsamen Bewegungen aus und achten Sie auf eine technisch korrekte Ausführung. Das Ziel des gesundheitsorientierten Krafttrainings besteht darin, die Muskulatur effektiv zu trainieren und nicht das größtmögliche Gewicht zu bewegen.

Versuchen Sie nicht, Schwung zu holen, und vermeiden Sie durch Ausweichbewegungen andere Muskelgruppen zusätzlich einzusetzen. Sie werden beispielsweise bei der Übung „K 11: Bizepscurl" (Seite 77) feststellen, wie die vordere Oberarmmuskulatur zittert und ermüdet. Durch ruckartige Bewegungen, Verdrehen der Schulter und Anheben des Nackens gelingt es Ihnen vielleicht, die Hantel einmal mehr anzuheben. Dadurch wird der Oberarm aber nicht besser trainiert, sondern ein Teil der Arbeit von der Schulter- und der Nackenmuskulatur übernommen. Wenn Sie jedoch diese Muskelgruppen kräftigen wollen, dann machen Sie das ganz gezielt mit den dafür vorgesehenen Übungen.

Die Zielmuskulatur muss während der gesamten Übungsausführung aktiviert bleiben. Sie dürfen beispielsweise beim „Bizepscurl" den Unterarm nicht bis zur vollen Streckung senken, damit die Oberarmmuskulatur in Spannung bleibt. Die Muskelaktivität nimmt während des Hantelanhebens zu und ist in der Endposition am größten, weshalb die Übung auch durch Halten der Endposition und Teilbewegungen intensiviert werden kann.

Atmen Sie gleichmäßig bei Übungen mit kleinen Gewichten oder bei solchen, die sehr langsam oder statisch ausgeführt werden. Wenn Sie stattdessen den Atemrhythmus unterbrechen, wird Ihr Körper ungenügend mit Sauerstoff versorgt, was ein erhebliches Gesundheitsrisiko darstellt. Wenn Sie jedoch Übungen schnell und mit hohen Gewichten ausführen, atmen Sie vor der Bewegung ein, während der Anstrengung aus und bei dem anschließenden Zurückkehren in die Ausgangsposition wieder ein. Behalten Sie diesen Atemrhythmus über alle Wiederholungen hinweg bei. Wenn Sie zur Intensivierung die Endposition einige Sekunden halten, atmen Sie währenddessen bewusst ein und aus.

Sie dürfen sich bei den Übungen durchaus anstrengen und verausgaben. Im Kraftausdauer-Training können Sie viele Wiederholungen machen und im Muskelaufbau-Training schwere Gewichte bewegen. Wenn jedoch Schmerzen auftreten, muss die Übung unterbrochen werden. Lassen die Schmerzen im Ruhezustand nach, suchen Sie die Ursache, beispielsweise eine fehlerhafte Körperhaltung, und versuchen Sie die Übung erneut. Sollte jedoch der gleiche Schmerz wieder auftreten, stoppen Sie die Übung und gehen Sie zur nächsten über, die in Ihrem Trainingsplan steht. Lassen die Schmerzen auch im Ruhezustand nicht nach, beenden Sie das Training und sprechen mit Ihrem Arzt.

Führen Sie Übungen für die linke und die rechte Körperseite immer mit gleicher Intensität aus. Achten Sie darauf, dass Sie Ihren Körper ausgewogen trainieren. Alle wichtigen Muskelgruppen müssen in Ihr Trainingsprogramm integriert werden. Intensive und mehrmals angesetzte Trainingseinheiten können ebenso wie zeitliche Einschränkungen dazu führen, dass das Programm aufgeteilt werden muss.

Nur durch regelmäßiges Training können Sie Ihre Körperformen deutlich verändern und die Muskulatur kräftigen. Dazu sollten Einsteiger mindestens zweimal pro Woche trainieren, Fortgeschrittene noch häufiger und mit unterschiedlichen Programmen. Wenn Sie für längere Zeit unterbrechen, baut sich die Muskulatur langsam wieder ab. Versuchen Sie deshalb auch in Phasen, in denen Sie nur wenig Zeit erübrigen können, mindestens einmal wöchentlich zu trainieren. Wenn Sie allerdings krank sind, müssen Sie auf das Training verzichten, da ansonsten der Heilungsprozess beeinträchtigt wird.

Trainingseinsteiger führen die Übungen bei geringer Belastung aus. Wählen Sie Gewichte und Intensitäten eher zu niedrig als zu hoch, denn die Muskulatur gewöhnt sich schneller an neue Anforderungen als die Sehnen und die Bänder, und deshalb muss der Körper langsam auf eine Intensivierung vorbereitet werden. Erhöhen Sie zuerst die Wiederholungs- und Satzzahlen, bevor Sie die Übung erschweren. Wenn Sie hingegen die Beanspruchung zu schnell steigern, können Sie Ihre Gesundheit gefährden.

Durchführung der Übungen

Nehmen Sie die Ausgangsposition ein und führen Sie die Übung entsprechend der Übungsbeschreibung durch. Wiederholen Sie die Durchführung so oft, wie dies die von Ihnen genutzte Trainingsmethode verlangt. Sie müssen ein Gewicht wählen, mit dem Sie die Wiederholungen technisch korrekt – ohne Fehlstellungen und Ausweichbewegungen – ausführen können. Fortgeschrittene können Intensivierungstechniken einsetzen (siehe S. 62-63). Auch wenn eine Übung nur zu einer Seite beschrieben ist, müssen Sie immer beide Körperseiten kräftigen.

Bei den Übungen wird hervorgehoben, ob eine Muskulatur vorrangig (**) oder nur mitgekräftigt wird (*).

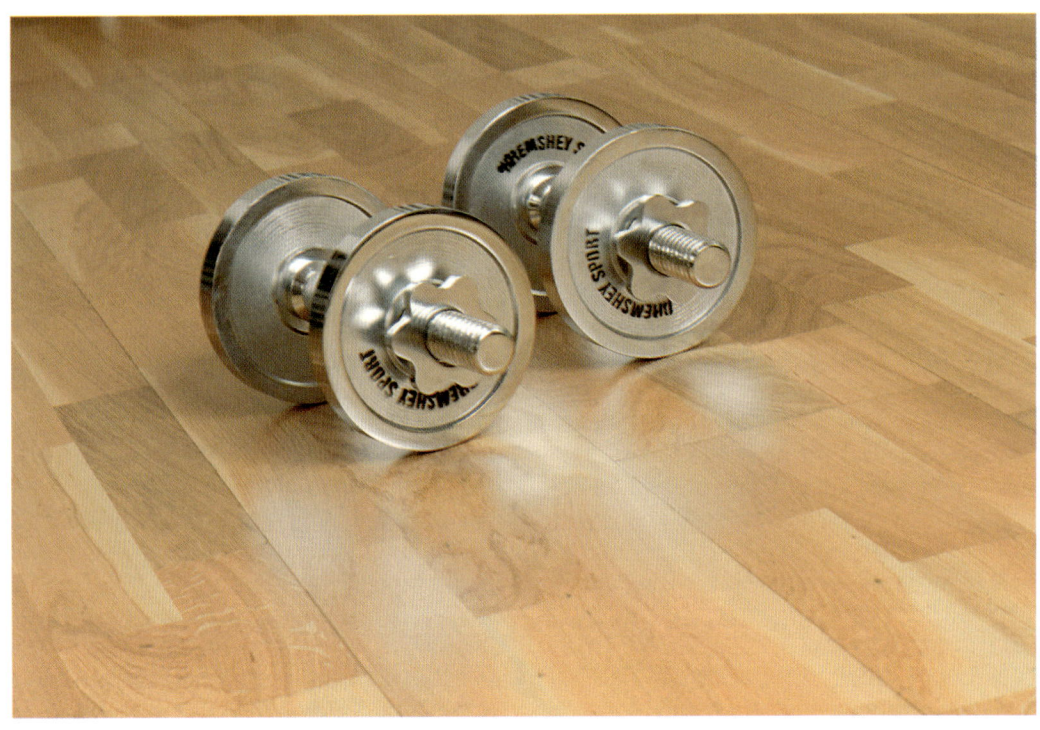

Übungen für den Oberkörper

K 1: Brustdrücken

Kräftigung:
** Brustmuskulatur
* vordere Schulter- und hintere Oberarmmuskulatur

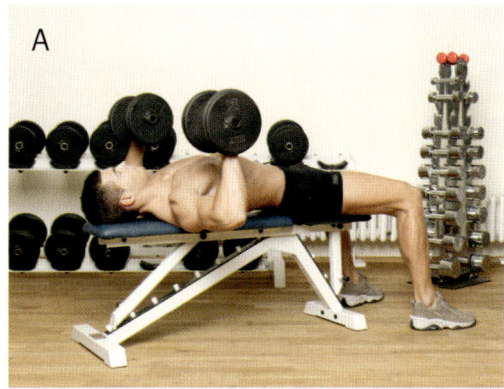

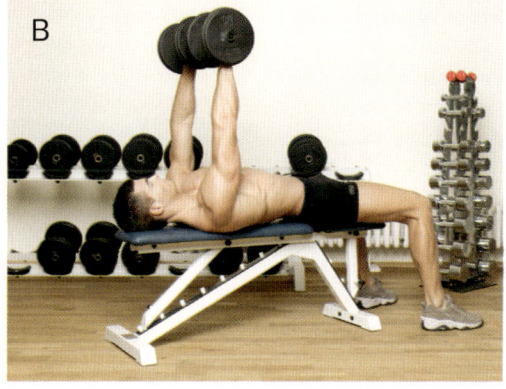

A–B: Die Ausgangs- und die Endposition.

Ausgangsposition:
Sie befinden sich in Rückenlage auf einer Hantelbank. Die Arme sind senkrecht in die Luft gestreckt und etwa schulterbreit auseinander. In den Händen halten Sie Kurzhanteln, wobei die Daumen zueinander gerichtet sind. Stellen Sie die Füße fest auf und spannen Sie die Bauch- und die Gesäßmuskulatur an.

Übungsdurchführung:
Senken Sie die Hanteln und führen Sie diese etwas nach außen, bis die Oberarme fast waagrecht sind. Anschließend drücken Sie die Hanteln in die Ausgangsposition zurück. Vermeiden Sie Ausweichbewegungen mit den Schultern und achten Sie darauf, dass Sie Handgelenke und Rücken gerade halten.

Variante:
Sie können die Übung auch in Bodenlage ausführen. Die Hanteln dürfen dann jedoch nur so weit gesenkt werden, dass die Oberarme noch nicht auf dem Boden aufliegen, damit die Muskulatur in Spannung bleibt.

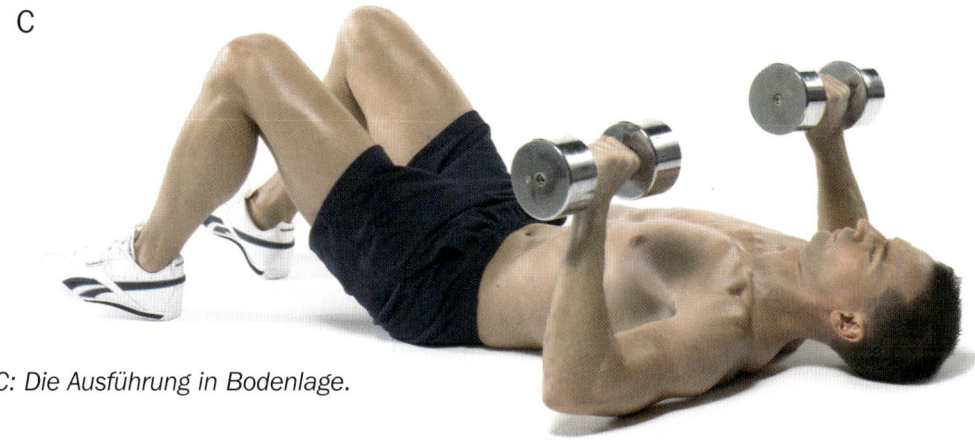

C: Die Ausführung in Bodenlage.

K 2: Liegestütze

Kräftigung:
** Brustmuskulatur
* vordere Schulter- und hintere Oberarmmuskulatur

Ausgangsposition:
Sie stützen sich mit den Händen und Zehen auf dem Boden ab. Die Hände sind schulterbreit auseinander und die Finger zeigen nach oben. Spannen Sie die Bauch- und die Gesäßmuskulatur an, um den Rücken zu stabilisieren. Die Schultern sind nach hinten unten gezogen und der Blick ist auf den Boden gerichtet.

Übungsdurchführung:
Beugen Sie die Arme bis der Oberkörper fast den Boden berührt, ohne ihn abzulegen. Die Ellbogen bleiben nahe am Körper. Dann strecken Sie die Arme und bewegen sich in die Ausgangsposition zurück. Halten Sie den gesamten Körper in Spannung und achten Sie darauf, dass der Rücken gerade bleibt.

Variante:
Durch veränderte Handstellungen werden unterschiedliche Anteile der Brustmuskulatur trainiert.
Geübte können die Zehen auf eine Bank oder auf einen Gymnastikball aufstellen.

A

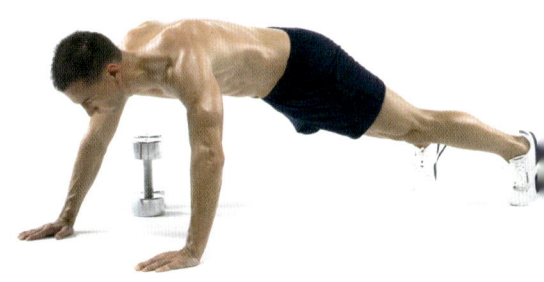

B

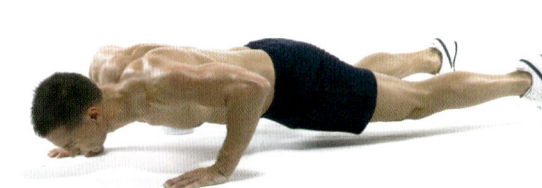

A–B: Die Ausgangs- und die Endposition.

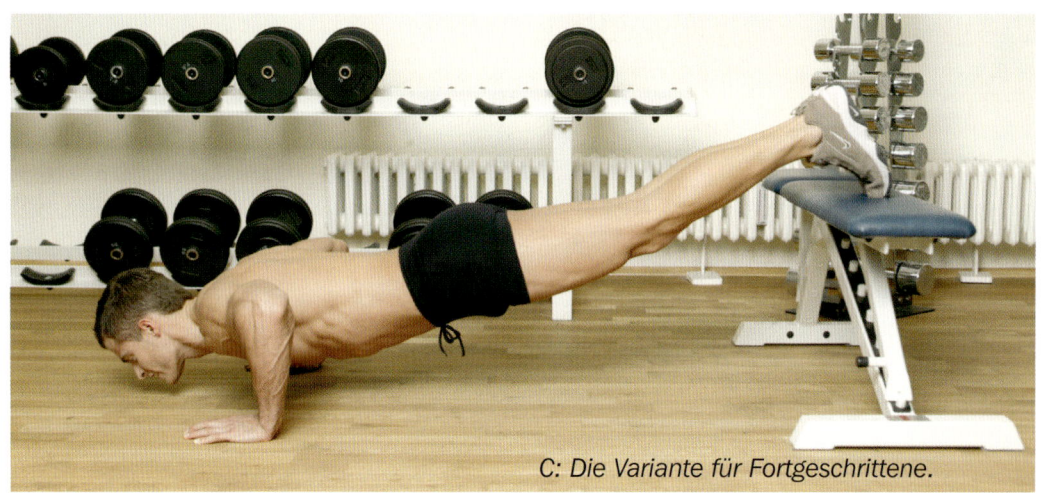

C: Die Variante für Fortgeschrittene.

K 3: Rudern

Kräftigung:
** obere Rückenmuskulatur
* Nacken-, hintere Schulter- und vordere
Oberarmmuskulatur

Ausgangsposition:
Sie stehen im Ausfallschritt und stützen sich
mit einer Hand auf Ihren vorderen Oberschenkel. Der Arm der anderen Seite hängt
nach unten. In dessen Hand halten Sie eine
Kurzhantel, wobei die Handfläche zum Körper
weist. Der Rücken ist gerade, Bauch- und
Gesäßmuskulatur sind angespannt.

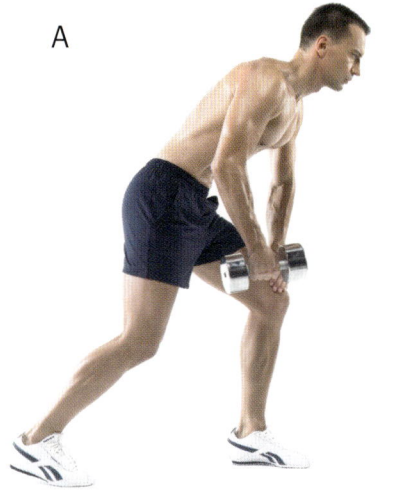

A

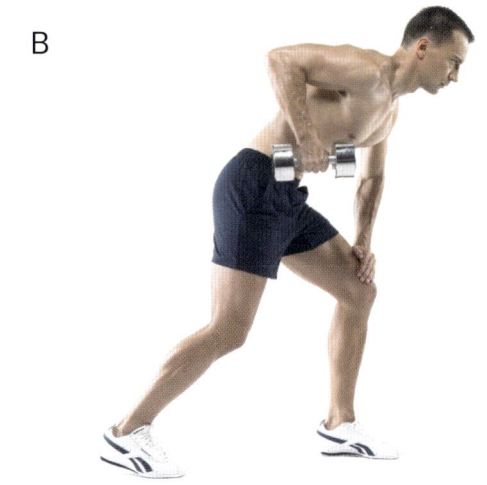

B

Übungsdurchführung:
Ziehen Sie den Ellbogen so weit wie möglich
nach hinten oben, eng am Körper entlang.
Anschließend senken Sie den Arm langsam,
jedoch nicht bis zur vollen Streckung, und
wiederholen schließlich die Übung. Vermeiden
Sie Ausweichbewegungen mit dem Oberkörper und der Schulter und achten Sie darauf,
dass Sie den Oberkörper gerade halten.

Variante:
Zur besseren Fixierung können Sie sich mit
der vorderen Hand auf einen Stuhl stützen.
Fortgeschrittene können das Rudern auch
beidarmig mit vorgebeugtem Oberkörper
ausführen. Fassen Sie dazu eine Langhantel
mit schulterbreitem Griff oder halten Sie zwei
Kurzhanteln in entsprechender Position. Ziehen Sie die Ellbogen nach hinten oben und
am Ende der Bewegung die Schulterblätter
zueinander. Der Rücken darf dabei nicht
bewegt werden. Achten Sie darauf, dass die
Bauchmuskulatur angespannt bleibt.

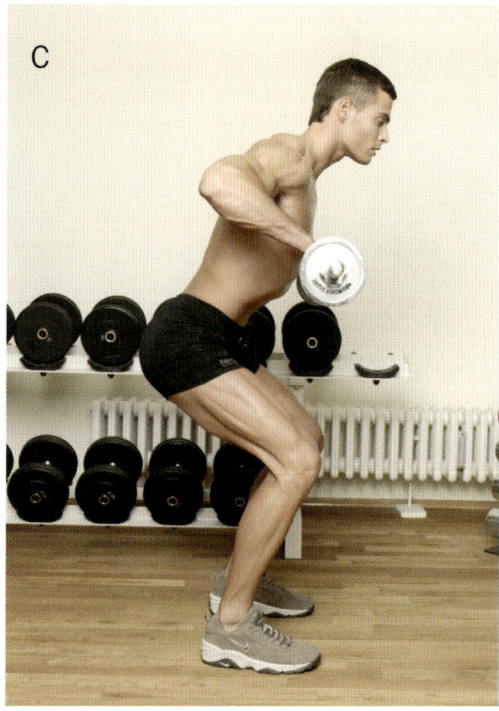

C

A–B: Die Ausgangs- und die Endposition. *C: Das beidarmige Rudern.*

K 4: Klimmzug

Kräftigung:
** obere Rückenmuskulatur
* Schulter- und vordere Oberarmmuskulatur

Ausgangsposition:
Sie hängen frei an einer Klimmzugstange. Die Arme sind schulterbreit oder etwas weiter auseinander, wobei die Handflächen nach vorne weisen. Die Körperhaltung ist gerade und die Bauch- und die Gesäßmuskulatur sind angespannt.

Übungsdurchführung:
Ziehen Sie sich in einer gleichmäßigen Bewegung nach oben, bis das Kinn über der Stange ist. Bei der Bewegung bringen Sie die Ellbogen zu den Rippen. Halten Sie kurz die Endposition, bevor Sie sich langsam in die Ausgangsposition zurückbewegen. Senken Sie jedoch den Körper nur so weit, dass die Arme noch leicht gebeugt sind, damit die Muskulatur in Spannung bleibt. Vermeiden Sie Ausweichbewegungen wie das Anheben der Schultern.

Variante:
Einsteiger können sich etwas mit den Füßen auf dem Boden oder einem Stuhl abstützen, so dass sie nicht das gesamte Körpergewicht anheben müssen.
Sie können die Stange auch eng greifen, mit nach vorne gerichteten Handrücken. So wird die vordere Oberarm- und die vordere Schultermuskulatur intensiv trainiert.

A

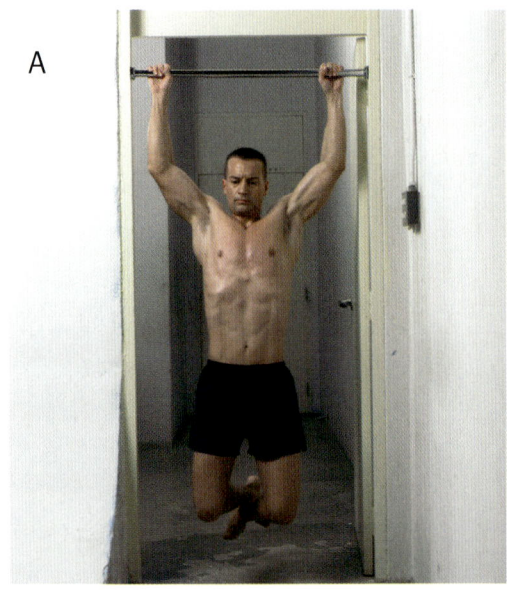

B

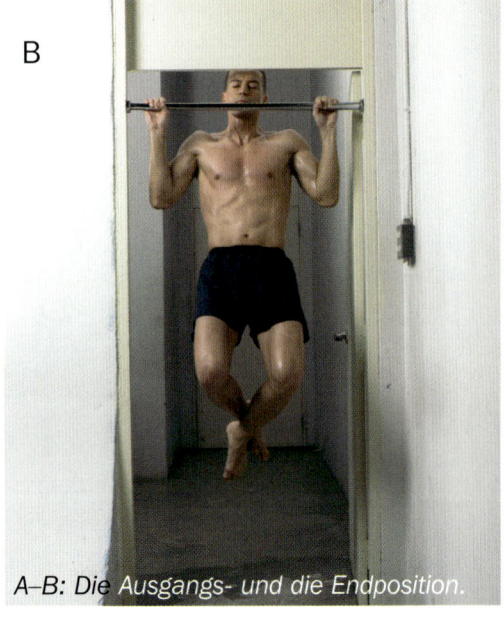

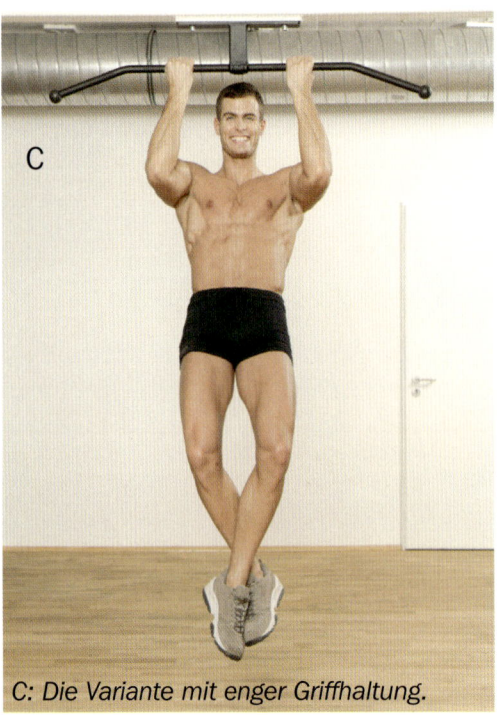

C

C: Die Variante mit enger Griffhaltung.

A–B: Die Ausgangs- und die Endposition.

K 5: Arme und Beine anheben

Kräftigung:
** untere Rückenmuskulatur
* Nacken-, hintere Schulter- und hintere Oberschenkelmuskulatur

Ausgangsposition:
Sie liegen auf dem Bauch, die Arme sind nach oben gestreckt und die Stirn ist aufgelegt. Spannen Sie die Bauch- und die Gesäßmuskulatur an. Zur Vermeidung eines Hohlkreuzes können Sie ein gefaltetes Handtuch unter den Bauch legen.

Übungsdurchführung:
Heben Sie gleichzeitig Kopf, Arme und Beine ab. Die Arme bewegen Sie höher als den Kopf, die Stirn bleibt parallel zum Boden. Die Endposition wird abhängig vom Leistungsniveau 20–60 Sekunden gehalten. Achten Sie auf gleichmäßige Atmung und angespannte Bauchmuskulatur und darauf, dass der Rücken nicht in ein Hohlkreuz fällt. Das Halten dieser Position entspricht der Durchführung eines Satzes bei den dynamischen Übungen.

Variante:
Einsteiger können die Übung vereinfachen, indem sie Kopf, linken Arm und rechtes Bein abheben. Anschließend führen sie die Übung mit rechtem Arm und linkem Bein aus.
Als Variante können Sie mit den gleichzeitig angehobenen Armen und Beinen leichte Schwünge machen.

A

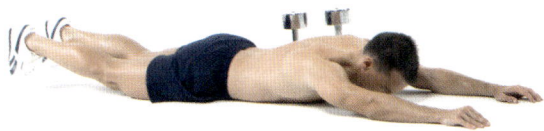

B

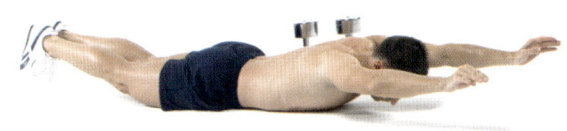

A–B: Die Ausgangs- und die Endposition.

C: Die vereinfachte Ausführung.

C

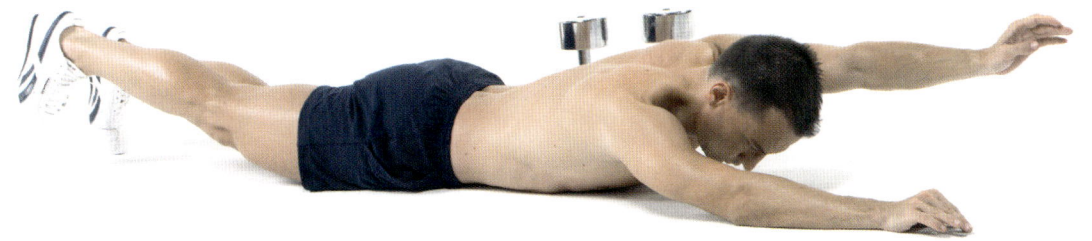

K 6: Oberkörper aufrichten

Kräftigung:
** untere Rückenmuskulatur
* Nacken-, hintere Schulter- und obere
Rückenmuskulatur

Ausgangsposition:
Sie knien auf dem Boden, der Oberkörper
ist aufrecht und die Hände sind hinter dem
Kopf oder an den Schläfen. Spannen Sie die
Bauch- und die Gesäßmuskulatur an, um die
Position zu stabilisieren. Rollen Sie den Ober-
körper nach vorne ein und bewegen Sie die
Ellbogen nach vorne, ohne dabei die Position
der Hände zu verändern.

Übungsdurchführung:
Richten Sie den Oberkörper in einer langsamen Bewegung auf. Dabei bewegen Sie die
Ellbogen nach hinten und ziehen die Schulterblätter zusammen. Halten Sie kurz die
Endposition, bevor Sie den Oberkörper wieder
in die Ausgangsposition nach vorne bewegen.
Achten Sie auf angespannte Bauchmuskulatur, um ein Hohlkreuz zu vermeiden.

A

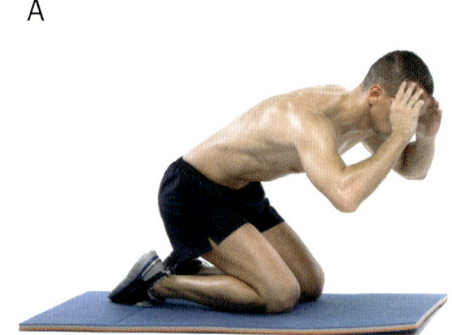

B

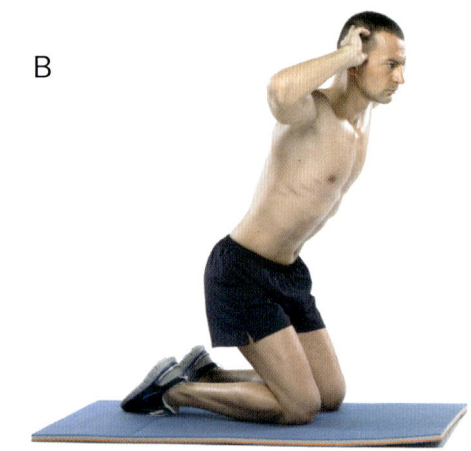

A–B: Die Ausgangs- und die Endposition.

C

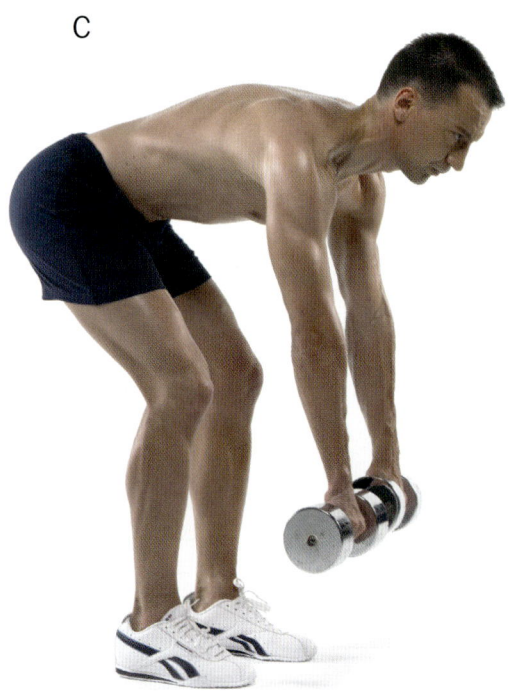

Variante:
Fortgeschrittene können die Übung mit Kurzhanteln oder Medizinball intensivieren.
Als Alternative kann die Übung auf einem
Stuhl sitzend ausgeführt werden.
Die Übung ist auch im Stand möglich. Aus
dem aufrechten Stand mit leicht gebeugten
Beinen verlagern Sie den Oberkörper nach
vorne und schieben gleichzeitig das Gesäß
zurück. Achten Sie besonders auf eine angespannte Bauchmuskulatur.

C: Die Variante im Stand mit Kurzhanteln.

K 7: Nackendrücken

Kräftigung:
** Schultermuskulatur, insbesondere seitlicher Anteil
* Nacken- und hintere Oberarmmuskulatur

Ausgangsposition:
Sie sitzen aufrecht auf einer Hantelbank oder einem Stuhl. In den Händen halten Sie Kurzhanteln, wobei die Daumen zueinander gerichtet sind. Die gebeugten Arme sind in der Luft, die Ellbogen weisen nach außen, so dass sich Ihr Kopf zwischen den Hanteln befindet. Spannen Sie die Bauch- und die Gesäßmuskulatur an.

Übungsdurchführung:
Führen Sie gleichzeitig die Hanteln nach oben und zusammen, ohne dabei die Handhaltung zu verändern. Anschließend bewegen Sie die Arme langsam in die Ausgangsposition zurück und wiederholen schließlich die Übung. Vermeiden Sie es, den Kopf vorzuschieben und Ausweichbewegungen mit den Hanteln nach vorne oder hinten zu machen, und achten Sie auf einen geraden Rücken.

Variante:
Sie können die Übung auch mit einer Langhantel ausführen.

A
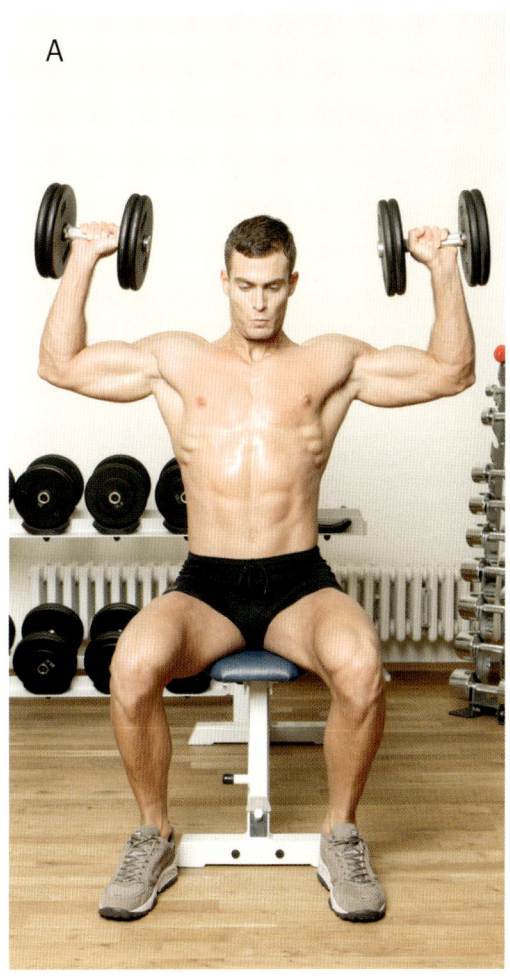

B
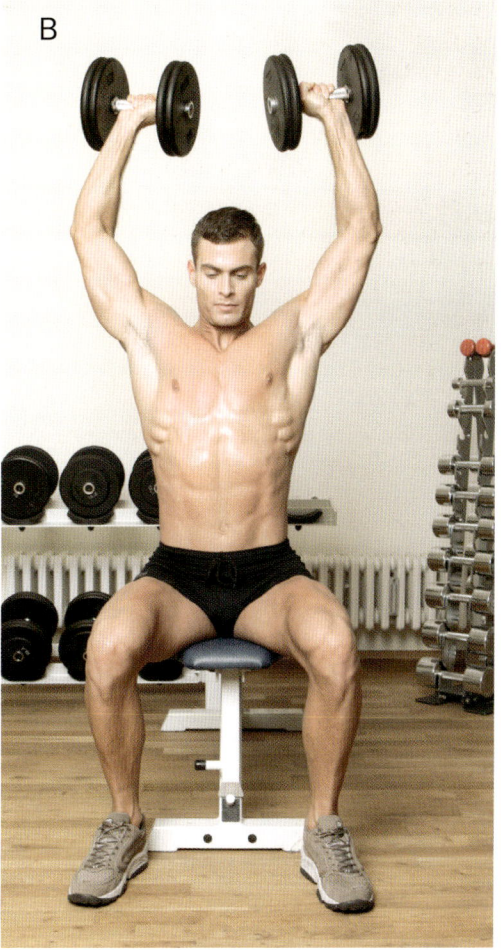

A–B: Die Ausgangs- und die Endposition.

K 8: Seitheben

Kräftigung:
** Schultermuskulatur, insbesondere seitlicher Anteil
* Nacken- und hintere Oberarmmuskulatur

Ausgangsposition:
Sie stehen aufrecht, die Beine sind leicht gebeugt und hüftbreit auseinander. Die Arme befinden sich seitlich neben dem Körper oder vor den Oberschenkeln. In den Händen halten Sie Kurzhanteln, wobei die Handrücken nach außen gerichtet sind. Spannen Sie die Bauch- und die Gesäßmuskulatur an.

Übungsdurchführung:
Heben Sie die Arme seitlich bis auf Schulterhöhe und halten Sie kurz die Endposition. Dann bewegen Sie die Arme langsam in die Ausgangsposition zurück und wiederholen schließlich die Übung. Vermeiden Sie Ausweichbewegungen mit der Schulter- oder der Nackenmuskulatur nach oben und achten Sie darauf, dass Sie die Übung ohne Schwung ausführen, sowie darauf, dass Sie den Rücken gerade halten.

Variante:
Sie können die Übung auch im Sitzen ausführen.
Einsteiger halten die Arme im 90-Grad-Winkel seitlich am Körper und bewegen Sie bis zur Horizontalen nach oben.

A–B: Die Ausgangs- und die Endposition.

C: Die Variante im Sitz.

A
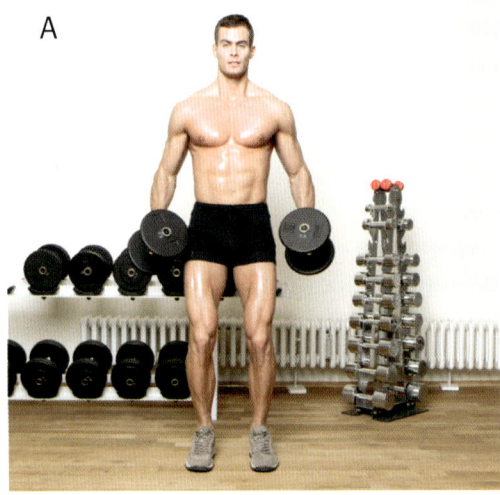

B
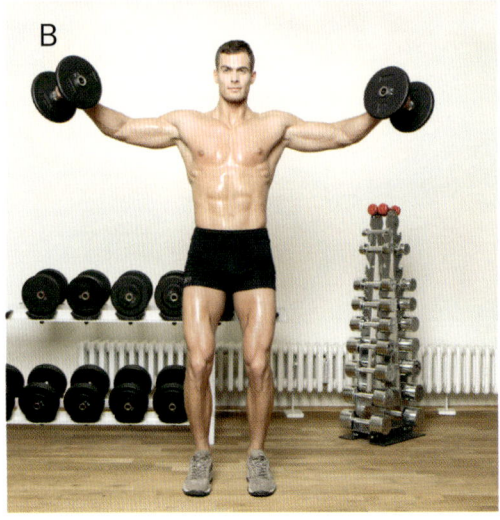

C
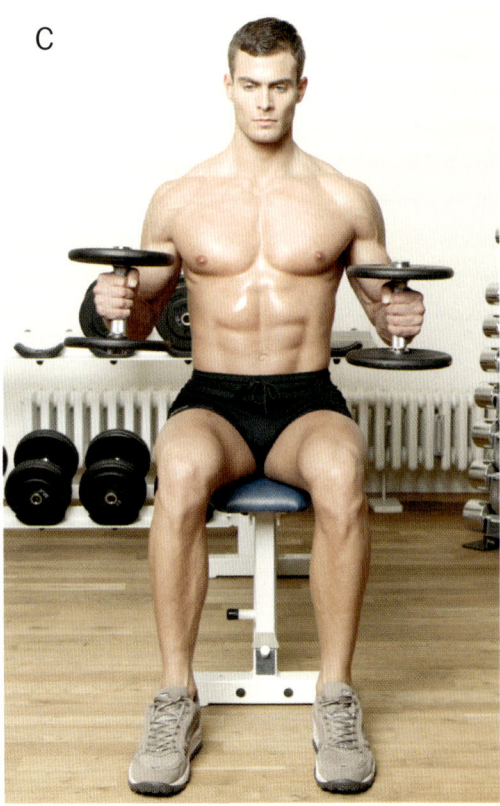

K 9: Reverse Flys

Kräftigung:
** hintere Schultermuskulatur
* Nacken-, seitliche Schulter- und Rückenmuskulatur

Ausgangsposition:
Aus dem aufrechten Stand beugen Sie die
Beine etwas, wobei Sie das Gesäß nach
hinten schieben und den Oberkörper nach
vorne verlagern. In den Händen halten Sie
Kurzhanteln, wobei die Handflächen zueinander weisen. Spannen Sie die Bauch- und
die Gesäßmuskulatur an und halten Sie den
Rücken gerade.

Übungsdurchführung:
Heben Sie die leicht gebeugten Arme an, bis
sich die Oberarme in Verlängerung der Schultern befinden. Am Ende der Bewegung ziehen
Sie die Schulterblätter zusammen. Halten
Sie kurz die Endposition, bevor Sie die Arme
langsam in die Ausgangsposition zurückbewegen. Vermeiden Sie Ausweichbewegungen
mit der Schulter- oder der Nackenmuskulatur
nach oben und achten Sie darauf, dass Sie
die Übung ohne Schwung ausführen.

A

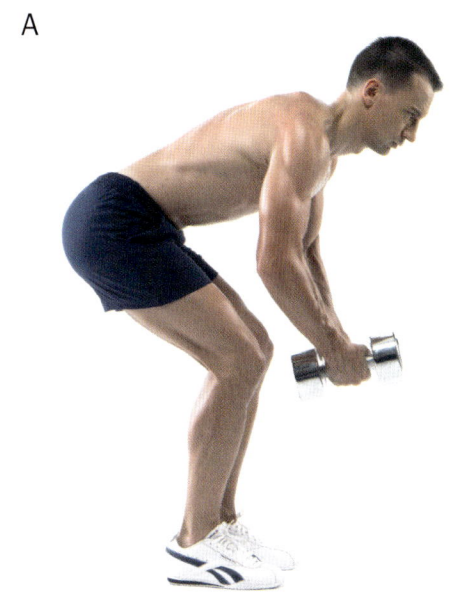

A–B: Die Ausgangs- und die Endposition.

B

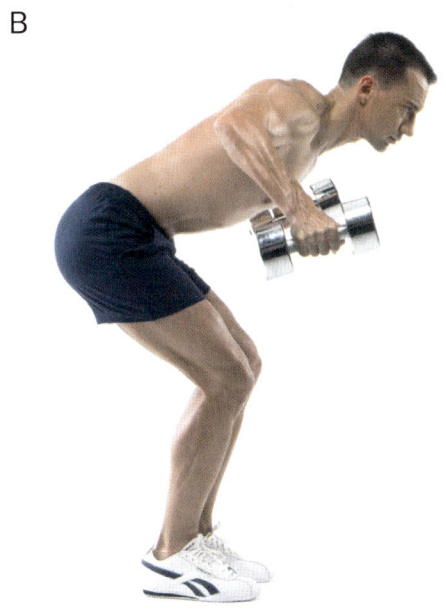

C

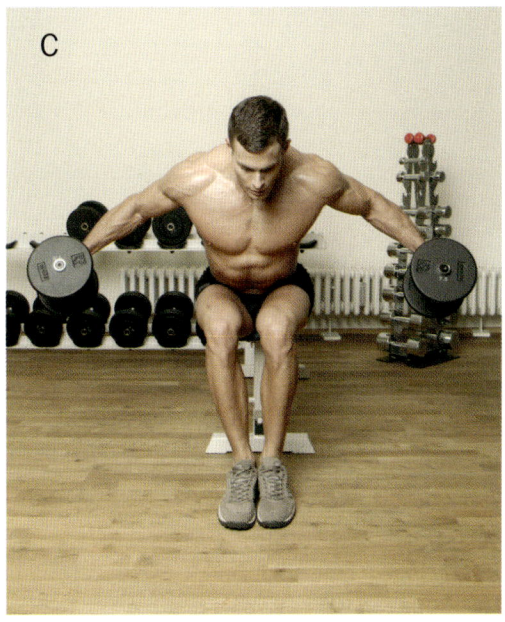

Variante:
Sie können die Übung auch im vorgebeugten
Sitz oder in Bauchlage auf einer Hantelbank
ausführen.

C: Die Variante im Sitz.

K 10: Konzentrationscurl

Kräftigung:
** vordere Oberarmmuskulatur

Ausgangsposition:
Sie sitzen aufrecht, die Beine sind nach außen gespreizt. In der Hand halten Sie eine Kurzhantel, wobei der Ellbogen an der Innenseite des Oberschenkels fixiert ist und die Handfläche nach vorne weist. Spannen Sie die Schultern nach hinten unten und die Bauch- und die Gesäßmuskulatur an.

Übungsdurchführung:
Heben Sie die Hantel nach oben, ohne dabei die Position des Ellbogens zu verändern. Die Endposition halten Sie kurz, wobei Sie die vordere Oberarmmuskulatur mit maximaler Kraft anspannen und gleichmäßig atmen. Anschließend senken Sie den Unterarm langsam in die Ausgangsposition zurück. Der Arm bleibt jedoch leicht gebeugt und somit die Muskulatur in Spannung. Vermeiden Sie es, die Schultern vorzuziehen, achten Sie darauf, dass Sie das Handgelenk gerade halten.

A

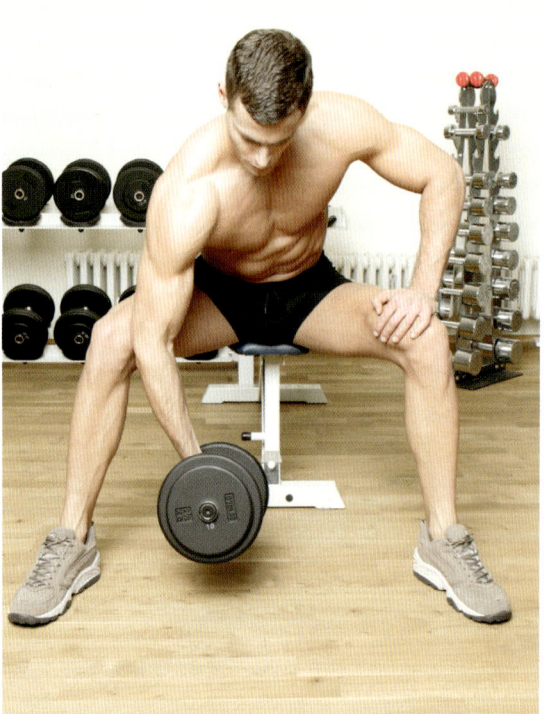

B

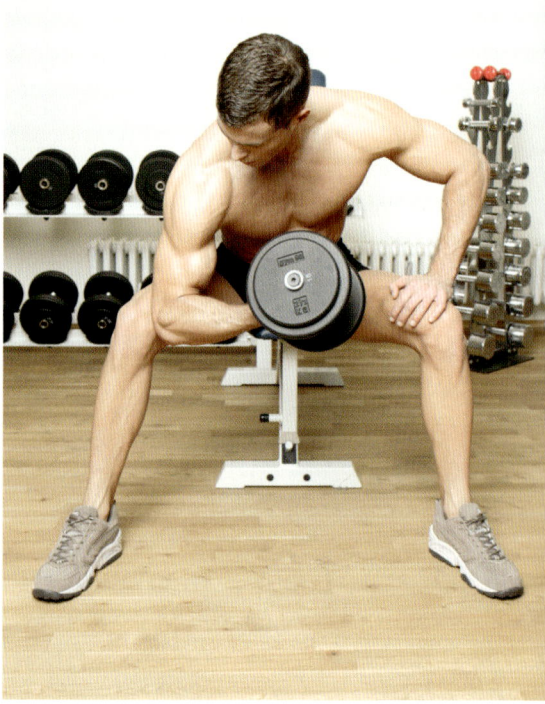

A–B: Die Ausgangs- und die Endposition.

K 11: Bizepscurl

Kräftigung:
** vordere Oberarmmuskulatur

Ausgangsposition:
Sie sitzen aufrecht, die Arme hängen nach unten und sind eng am Körper. In den Händen halten Sie Kurzhanteln, wobei die Handflächen zueinander weisen. Spannen Sie die Schultern nach hinten unten und die Bauch- und die Gesäßmuskulatur an.

Übungsdurchführung:
Heben Sie abwechselnd die Unterarme an, wobei Sie die Handflächen nach oben drehen, ohne jedoch die Position der Ellbogen zu verändern. In der Endposition aktivieren Sie kurz die vordere Oberarmmuskulatur mit maximaler Kraft und atmen dabei gleichmäßig weiter. Dann senken Sie den Arm langsam in die Ausgangsposition zurück und beginnen gleichzeitig die Aufwärtsbewegung mit dem anderen Arm. Vermeiden Sie es, die Schultern vorzuziehen, achten Sie darauf, dass Sie die Handgelenke gerade halten.

Variante:
Sie können die Hanteln auch gleichzeitig anheben.
Alternativ können Sie die Übung im Stand mit einer Langhantel ausführen.

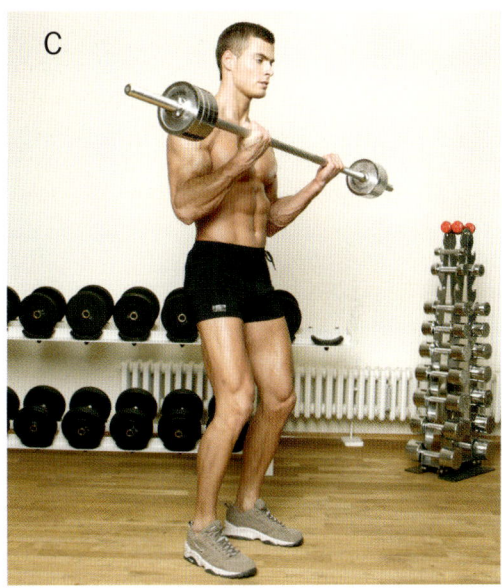

C: Die Variante im Stand.

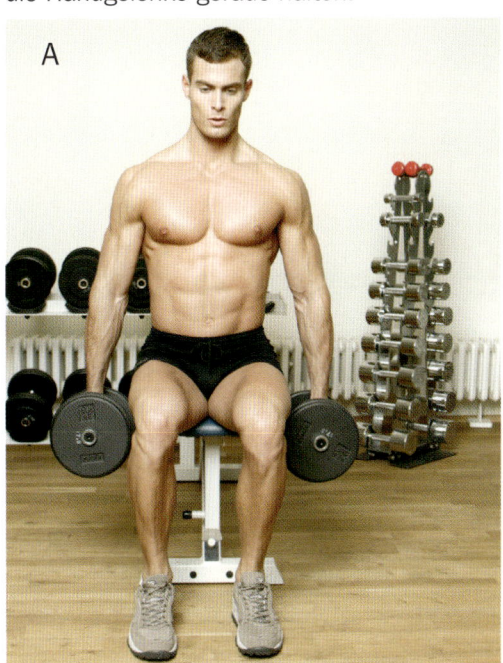

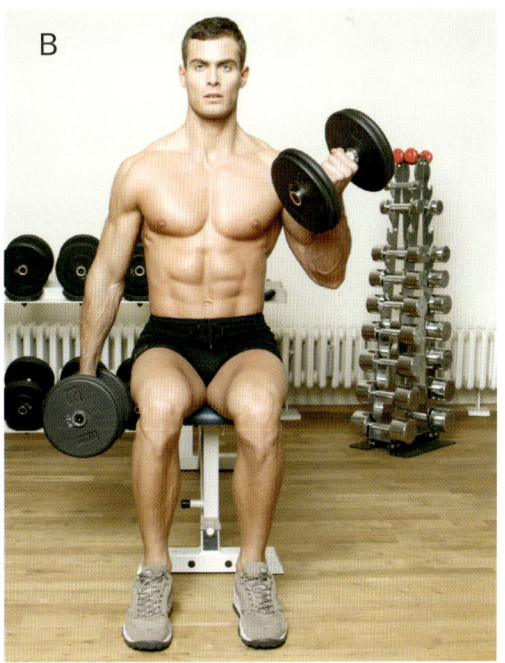

A–B: Die Ausgangs- und die Endposition.

K 12: Arm strecken

Kräftigung:
** hintere Oberarmmuskulatur

Ausgangsposition:
Sie stehen im Ausfallschritt und stützen sich mit einer Hand auf Ihren vorderen Oberschenkel. In der anderen Hand halten Sie eine Kurzhantel, wobei der Ellbogen an den Rippen fixiert ist. Spannen Sie die Bauch- und die Gesäßmuskulatur an.

Übungsdurchführung:
Strecken Sie den Unterarm, ohne den Oberarm zu bewegen und ohne Schwung zu holen. Halten Sie kurz die Endposition, bevor Sie den Unterarm langsam in die Ausgangsposition zurückbeugen, und schließlich die Übung wiederholen. Vermeiden Sie Ausweichbewegungen mit dem Oberkörper und der Schulter und achten Sie darauf, dass Sie das Handgelenk gerade halten.

Variante:
Zur besseren Stabilität können Sie sich mit der vorderen Hand auf einen Stuhl stützen. Der Oberkörper befindet sich dann in waagrechter Position.
Alternativ können Sie die Übung beidarmig in Rückenlage ausführen. Prüfen Sie vor dieser Variante immer die Verschlüsse der Hanteln. In der Ausgangsposition werden die Arme ge-

A
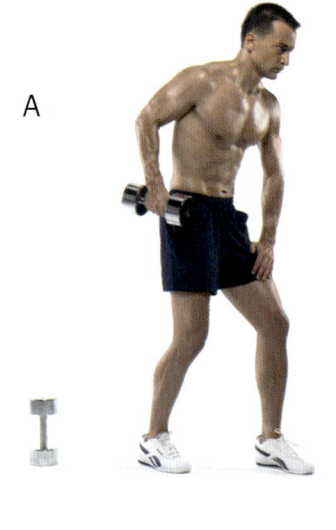

B
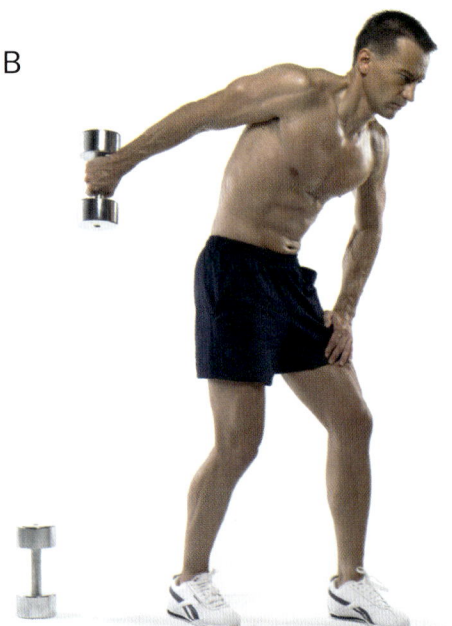

A–B: Die Ausgangs- und die Endposition.

rade in die Luft gehalten. Dann werden die Arme langsam gesenkt, jedoch nicht weiter als bis zur waagrechten Position. Diese Variante kann auch mit einer SZ-Hantelstange ausgeführt werden.

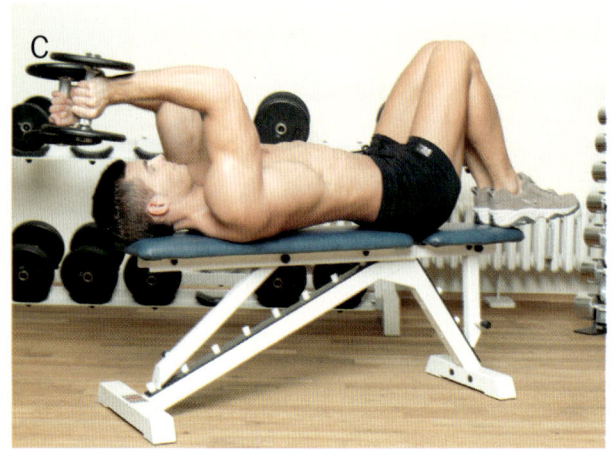

C: Die Variante in Rückenlage.

K 13: Dips

Kräftigung:
** hintere Oberarmmuskulatur
* Brust-, Schulter- und Bauchmuskulatur

Ausgangsposition:
Sie stützen sich mit den Händen auf zwei Hockern ab. Die Beine zeigen nach vorne und die Fersen sind aufgestellt. Die Arme sind fast gestreckt, die Hände befinden sich unterhalb der Schultern und die Finger zeigen in Richtung der Füße. Spannen Sie die Bauch- und die Gesäßmuskulatur an und halten Sie den Rücken gerade.

Übungsdurchführung:
Beugen Sie die Arme, wobei Sie die Ellbogen nahe am Körper halten und senken Sie gleichzeitig das Gesäß. Bewegen Sie die Arme jedoch nur bis zur waagrechten Position der Oberarme, um eine Überlastung der Schultergelenke zu vermeiden. Halten Sie kurz die Endposition, bevor Sie sich in die Ausgangsposition zurückdrücken. Achten Sie darauf, dass Sie die Handgelenke nicht abknicken.

Variante:
Sie können die Übung intensivieren, indem Sie die Fersen auf eine Ablage aufstellen. So lässt sich die Übung auch auf zwei Hantelbänken ausführen.

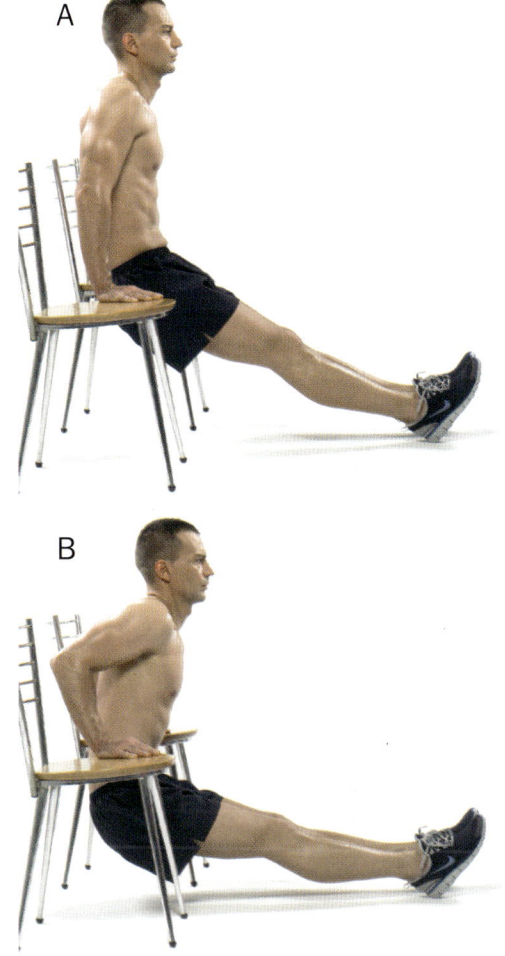

A

B

A–B: Die Ausgangs- und die Endposition.

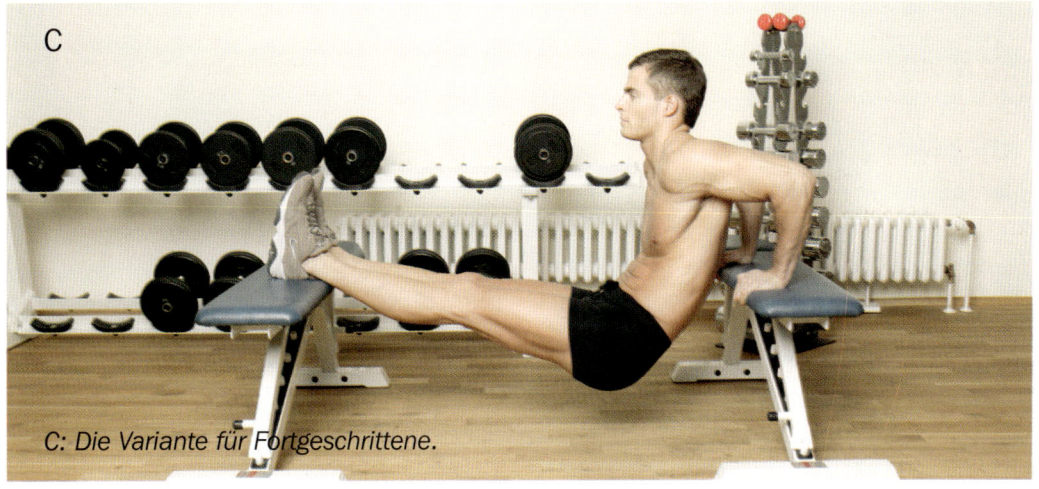

C

C: Die Variante für Fortgeschrittene.

K 14: Crunch

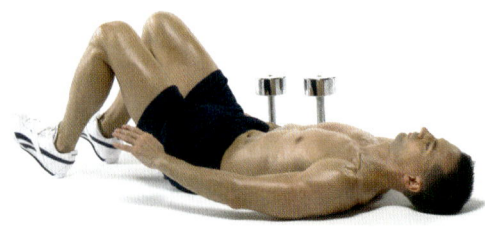

A

Kräftigung:
** vordere Bauchmuskulatur, insbesondere oberer Anteil
* seitliche Bauchmuskulatur

Ausgangsposition:
Sie befinden sich in Rückenlage. Die Hände sind nach vorne gestreckt oder an den Schläfen, ohne jedoch den Kopf abzustützen. Ziehen Sie das Kinn leicht zur Brust und spannen Sie die Bauch- und die Gesäßmuskulatur an.

Übungsdurchführung:
Heben Sie langsam den Oberkörper an. Die gesamte Bewegung erfolgt aus der Bauchmuskulatur, ohne Schwung zu holen. Die Endposition halten Sie für etwa drei Sekunden, wobei Sie die Bauchmuskulatur mit maximaler Kraft anspannen und gleichmäßig atmen. Dann senken Sie den Oberkörper langsam wieder, ohne ihn jedoch abzulegen, und wiederholen schließlich die Übung.

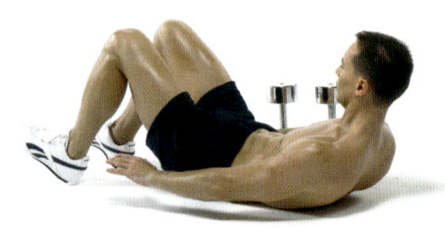

B

Variante:
Durch die seitliche Ausführung können Sie die Aktivität der seitlichen Bauchmuskulatur intensivieren. Dazu senken Sie die gebeugten Beine etwas zu einer Seite ab, um die seitliche Bauchmuskulatur in Vorspannung zu bringen. Die Hände strecken Sie zur anderen Seite, zu der Sie dann den Oberkörper aufrichten.

A–B: Die Ausgangs- und die Endposition.

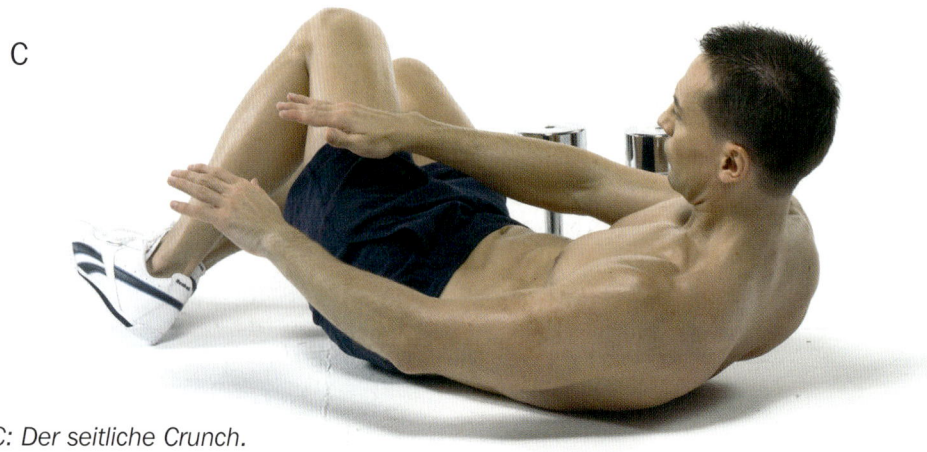

C

C: Der seitliche Crunch.

K 15: Käfer

Kräftigung:
** vordere Bauchmuskulatur
* seitliche Bauchmuskulatur

Ausgangsposition:
Sie befinden sich in Rückenlage. Die Arme sind nach oben gerichtet und die Bauch- und die Gesäßmuskulatur sind angespannt. Heben Sie den Kopf und die gestreckten Arme und Beine vom Boden ab. Dabei behält der untere Rücken Bodenkontakt.

Übungsdurchführung:
Heben Sie den Oberkörper zur rechten Seite an. Gleichzeitig ziehen Sie das rechte Knie zum Körper und fassen mit der linken Hand an die rechte Fußinnenseite. Dann bewegen Sie sich langsam in die Ausgangsposition zurück, ohne den Körper abzulegen. Nun führen Sie die Übung zur linken Seite aus. Heben Sie den Oberkörper abwechselnd zur rechten und linken Seite an, bis Sie die beabsichtige Wiederholungszahl erreicht haben. Vermeiden Sie es, die Übung mit Schwung auszuführen und ein Hohlkreuz zu bilden.

Variante:
Sie können auch erst die Hälfte der beabsichtigten Wiederholungszahl zu einer Seite machen, bevor Sie mit den restlichen Wie-

A

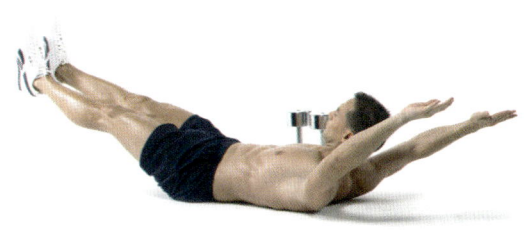

B

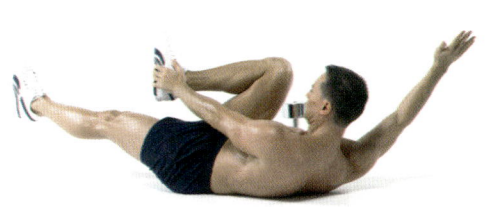

A–C: Der Bewegungsablauf.

derholungen zur anderen Seite fortfahren. Einsteiger führen die Übung mit gebeugten Beinen aus und halten die Hände an den Schläfen.

C

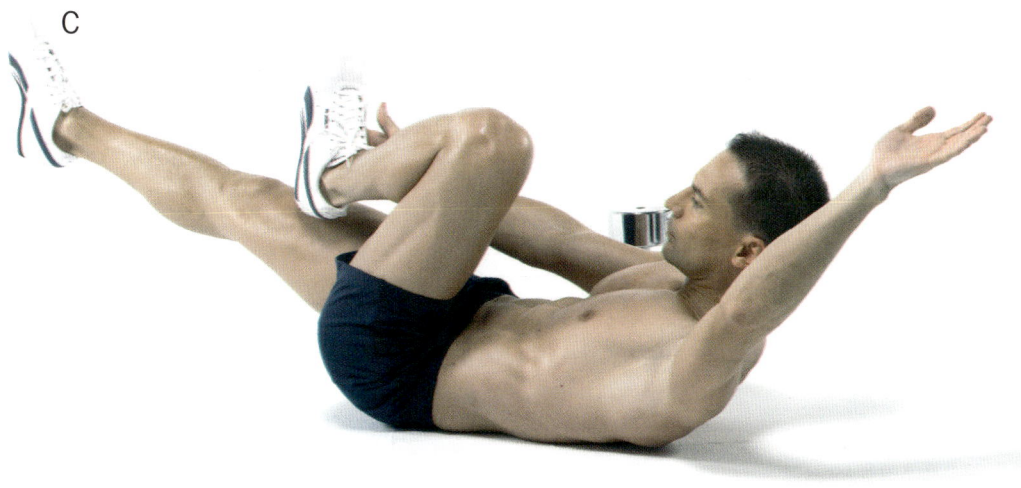

K 16: Unterarmstütz

Kräftigung:
** vordere Bauchmuskulatur
* Schulter-, untere Rücken-, seitliche Bauch-
und vordere Oberschenkelmuskulatur

Ausgangsposition:
Sie befinden sich in Bauchlage, die Zehen
sind aufgestellt. Stützen Sie sich mit den Unterarmen so ab, dass sich die Ellbogen unter
den Schultergelenken befinden. Spannen Sie
die Bauch- und die Gesäßmuskulatur an, um
die Position zu stabilisieren.

Übungsdurchführung:
Drücken Sie den Oberkörper nach oben, bis
der Rücken gerade ist und die Beine gestreckt
sind. Spannen Sie die Füße und Ellbogen zueinander und konzentrieren Sie sich auf die
Aktivität der Bauchmuskulatur. Die Endposition wird abhängig vom Leistungsniveau 20–
60 Sekunden gehalten. Achten Sie dabei auf
eine gleichmäßige Atmung und darauf, dass
der Oberkörper nicht ins Hohlkreuz sinkt.
Die statische Ausführung über mehrere
Sekunden entspricht der Ausführung eines
Satzes bei den dynamischen Übungen.

A

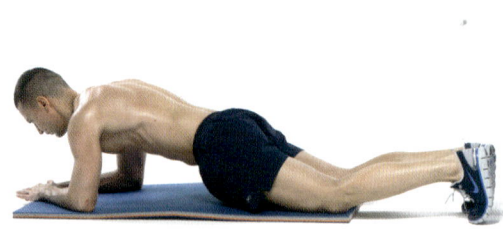

B

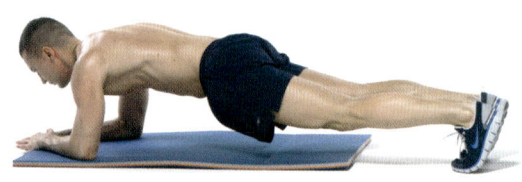

A–B: Die Ausgangs- und die Endposition.

Variante:
Fortgeschrittene heben abwechselnd ein
Bein an und halten es kurz in der Endposition.
Auch können Fortgeschrittene die Übung
auf einem Gymnastikball ausführen. Um
diese Variante zu lernen, können Sie zuerst
den Ball in ein Wandeck legen, damit
er nicht wegrutschen kann.

C

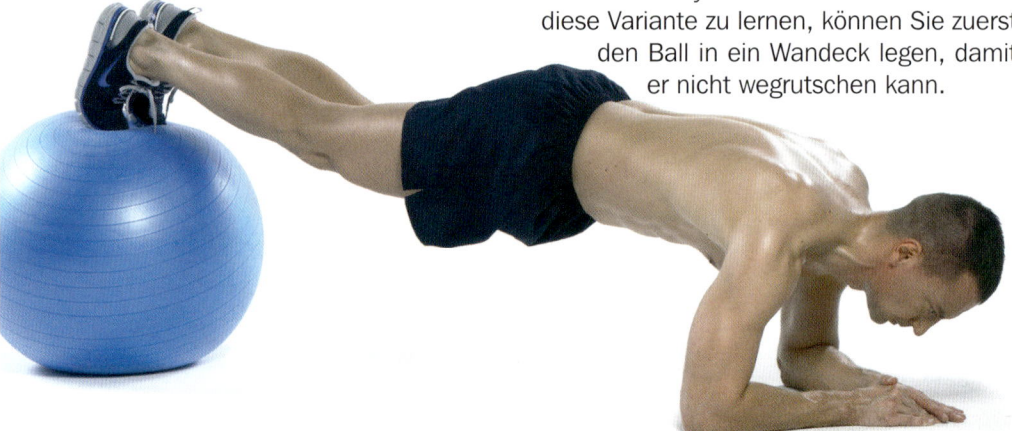

C: Die Übung auf dem Gymnastikball.

K 17: Seitlicher Unterarmstütz

Kräftigung:
** seitliche Bauchmuskulatur
* Schulter-, untere Rücken-, vordere Bauch-
und äußere Oberschenkelmuskulatur

Ausgangsposition:
Sie befinden sich in Seitenlage, der Unterarm
ist unterhalb der Schulter aufgesetzt. Das Becken und das untere Bein sind auf dem Boden
abgelegt. Bringen Sie den Unterarm und den
Fuß zueinander in Spannung und aktivieren
Sie die Bauch- und die Gesäßmuskulatur.

Übungsdurchführung:
Heben Sie das Becken und den Oberschenkel
so an, dass nur noch die Fußaußenseite den
Boden berührt. Halten Sie kurz die Endposition und bewegen Sie dann das Becken nach
unten, ohne es abzulegen. Anschließend
wiederholen Sie die Übung. Vermeiden Sie
Ausweichbewegungen mit dem Oberkörper
und achten Sie auf gleichmäßige Atmung.

Variante:
Sie können die Übung intensivieren, indem
Sie das obere Bein anheben und den oberen
Arm über den Kopf strecken.

A

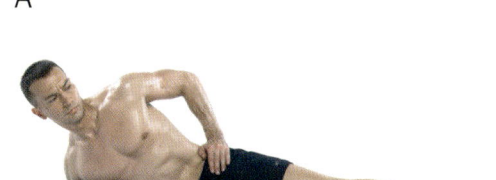

B

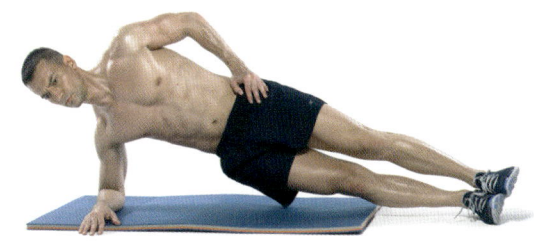

A–B: Die Ausgangs- und die Endposition.

Weit Fortgeschrittene führen die Übung auf
einem Gymnastikball aus, wobei der untere
Fuß auf dem Ball positioniert ist.

C

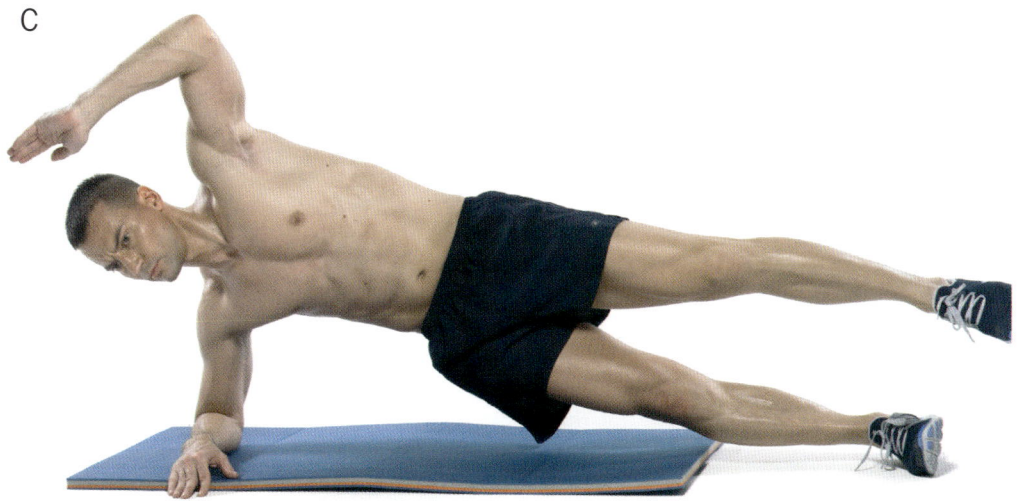

C: Die Intensivierung der Übung durch das Anheben von Arm und Bein.

K 18: Rückwärtiger Unterarmstütz

Kräftigung:
** Schulter-, untere Rücken- und hintere Oberschenkelmuskulatur
* Bauch- und Gesäßmuskulatur

Ausgangsposition:
Sie befinden sich in Rückenlage, die Fersen sind aufgestellt. Stützen Sie sich mit den Unterarmen so ab, dass sich die Ellbogen unter den Schultergelenken befinden. Spannen Sie die Bauch- und die Gesäßmuskulatur an, um die Position zu stabilisieren.

Übungsdurchführung:
Drücken Sie den Oberkörper nach oben, bis der Rücken gerade ist und die Beine gestreckt sind. Die Endposition wird abhängig vom Leistungsniveau 20–60 Sekunden gehalten. Achten Sie dabei auf eine gleichmäßige Atmung und darauf, dass die Rumpfmuskulatur durchgehend in Spannung ist.
Die statische Ausführung über mehrere Sekunden entspricht der Ausführung eines Satzes bei den dynamischen Übungen.

A

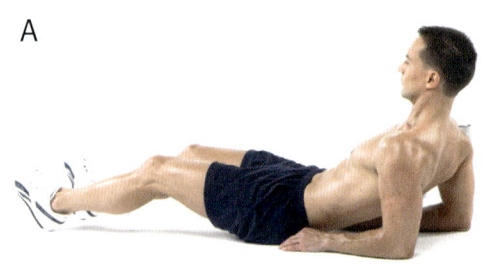

B

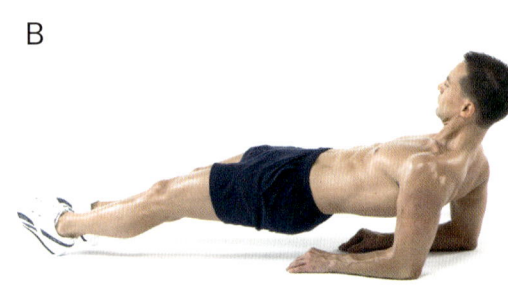

A–B: Die Ausgangs- und die Endposition.

Variante:
Fortgeschrittene heben abwechselnd ein Bein an und halten es kurz in der Endposition.
Auch können Fortgeschrittene die Fersen auf eine Ablage aufstellen.
Weit Fortgeschrittene können die Füße auf einem Gymnastikball positionieren.

C

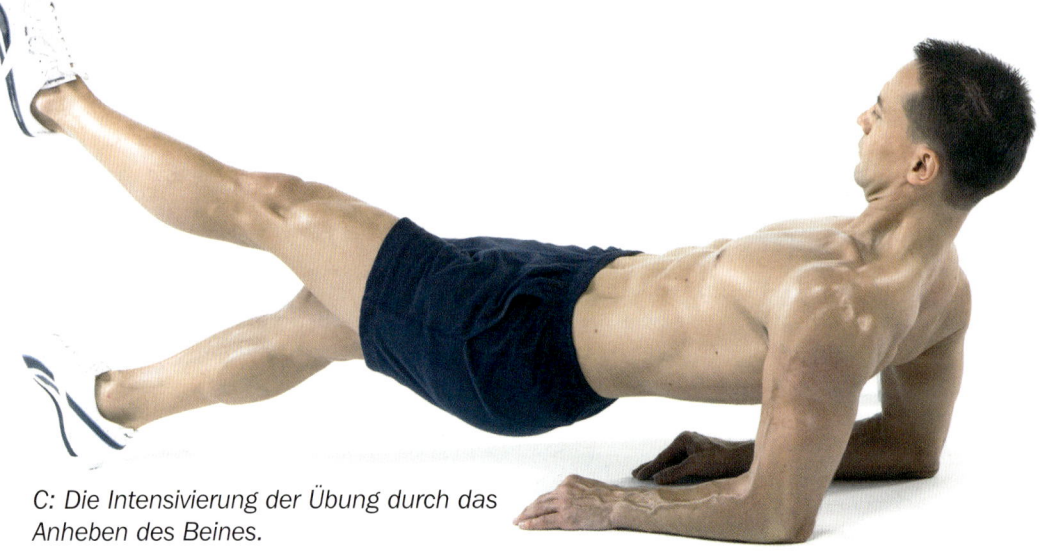

C: Die Intensivierung der Übung durch das Anheben des Beines.

Übungen für Beine und Gesäß

K 19: Beidbeinige Kniebeuge

Kräftigung:
** Oberschenkelmuskulatur, insbesondere vorderer Anteil, Gesäßmuskulatur
* untere Rücken- und Wadenmuskulatur

Ausgangsposition:
Sie stehen aufrecht. Die Beine sind leicht gebeugt, die Füße sind etwas weiter als schulterbreit auseinander und weisen leicht nach außen und auf den Schultern tragen Sie eine Langhantel. Halten Sie den Rücken gerade und spannen Sie die Bauch- und die Gesäßmuskulatur an.

Übungsdurchführung:
Beugen Sie die Beine, bis sich die Oberschenkel etwas tiefer als in waagrechter Position befinden, und schieben Sie gleichzeitig das Gesäß nach hinten. Halten Sie kurz die Endposition, wobei Sie die Beinmuskulatur mit maximaler Kraft anspannen und gleichmäßig atmen. Dann strecken Sie die Beine und heben am Ende der Bewegung die Fersen ab. Anschließend wird die Übung wiederholt. Achten Sie auf einen geraden Rücken und darauf, dass die Knie über den Füßen bleiben und nicht nach vorne oder zur Seite ausweichen.

Variante:
Statt der Langhantel können Sie Kurzhanteln in den Händen halten. Die Hände befinden sich dann seitlich am Körper.
Einsteiger verzichten auf das Zusatzgewicht.

A–C: Der Bewegungsablauf.

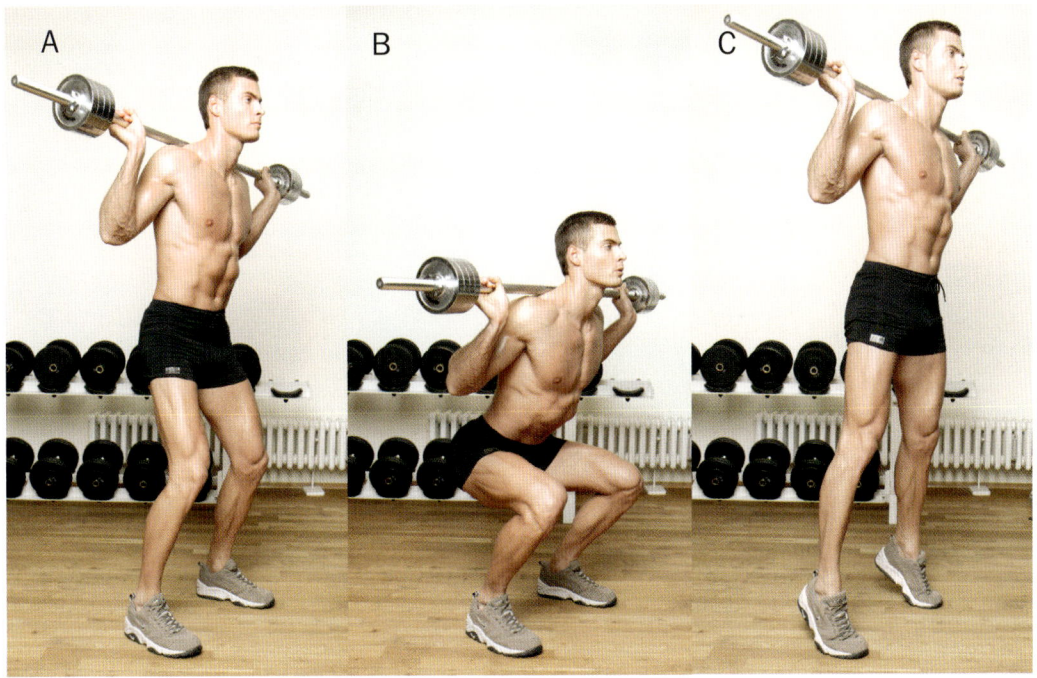

K 20: Kniebeuge im Ausfallschritt

Kräftigung:
** Oberschenkelmuskulatur, insbesondere vorderer Anteil, Gesäßmuskulatur
* untere Rücken- und Wadenmuskulatur

Ausgangsposition:
Sie befinden sich im Ausfallschritt. Das hintere Bein ist mit den Zehen aufgestellt und die Hände sind in die Hüften gestemmt. Halten Sie den Oberkörper gerade und spannen Sie die Bauch- und die Gesäßmuskulatur an.

Übungsdurchführung:
Beugen Sie die Beine so weit wie möglich nach unten, ohne das Knie abzulegen und die Position der Füße zu verändern. Halten Sie kurz die Endposition, bevor Sie die Beine wieder strecken, und schließlich die Übung wiederholen. Achten Sie darauf, dass das vordere Knie über dem Fuß bleibt und nicht nach vorne oder zur Seite ausweicht.

Variante:
Fortgeschrittene können Kurzhanteln einsetzen. Auch können sie das vordere Bein auf einen beweglichen Untergrund stellen, z. B. einen Therapiekreisel oder ein Balance-Pad.

A

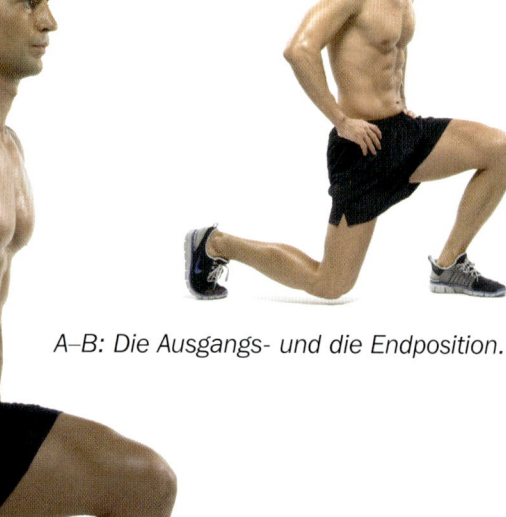

B

A–B: Die Ausgangs- und die Endposition.

C

C: Die Intensivierung der Übung

K 21: Unterschenkel anziehen

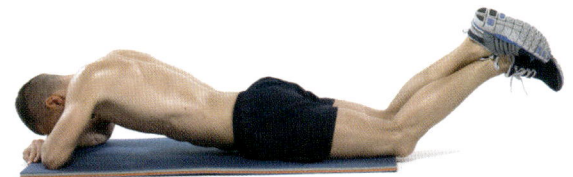
A

Kräftigung:
** hintere Oberschenkelmuskulatur
* untere Rücken-, vordere Oberschenkel- und
Gesäßmuskulatur

Ausgangsposition:
In Bauchlage heben Sie einen Unterschenkel
etwas an und legen dann den anderen Fuß
gegen die Achillessehne oder Ferse. Spannen
Sie die Füße gegeneinander und aktivieren
Sie die Bauch- und die Gesäßmuskulatur.

Übungsdurchführung:
Bewegen Sie den Unterschenkel gegen star-
ken Widerstand des anderen Fußes so weit
wie möglich zum Gesäß. Halten Sie kurz die
Endposition und bringen Sie dann das Bein
langsam in die Ausgangsposition zurück,
wobei die Spannung aufrecht gehalten wird.
Anschließend wiederholen Sie die Übung.
Achten Sie auf gleichmäßige Bewegungsausführung und darauf, dass das Becken auf
dem Boden bleibt.

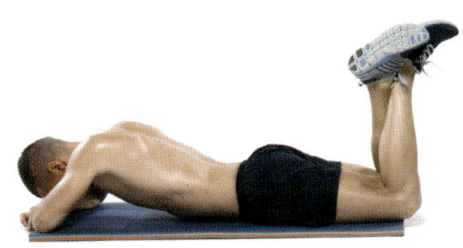
B

A–B: Die Ausgangs- und die Endposition.

Variante:
Als Variante können Sie die Übung mit einem
Stretchband machen. Dazu befestigen Sie
das Band so um die Füße, dass es sich in
der Ausgangsposition in leichter Spannung
befindet.

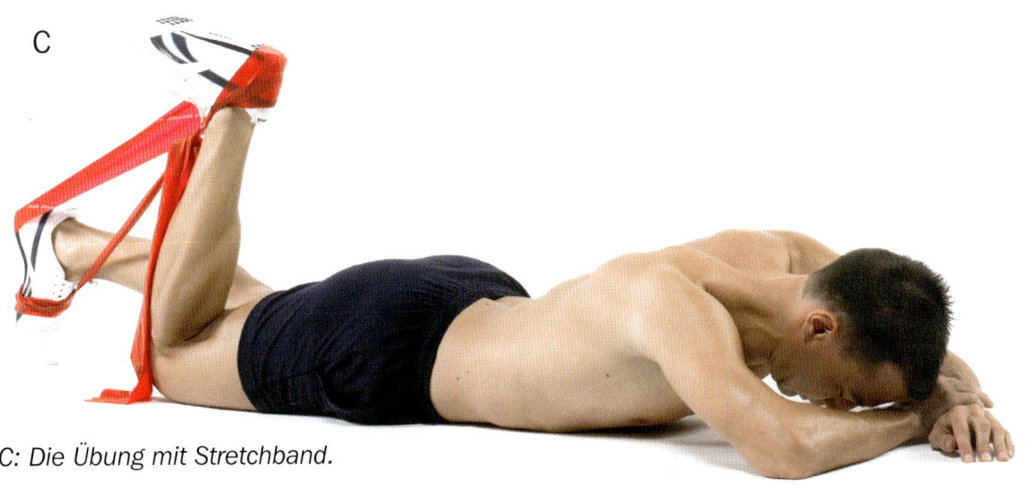
C

C: Die Übung mit Stretchband.

K 22: Schulterbrücke

Kräftigung:
** hintere Oberschenkel- und Gesäßmuskulatur
* untere Rücken- und vordere Oberschenkelmuskulatur

Ausgangsposition:
Sie befinden sich in Rückenlage. Die Arme sind auf dem Boden abgelegt, die Beine sind in einem Kniegelenkswinkel von etwa 90 Grad angezogen und die Fersen sind aufgestellt. Spannen Sie die Bauch- und die Gesäßmuskulatur an, um die Position zu stabilisieren.

Übungsdurchführung:
Drücken Sie die Fersen fest auf den Boden und heben Sie das Becken so weit hoch, bis Oberschenkel und Rücken in einer Linie sind. Nun senken und heben Sie das Becken mehrfach, ohne es abzulegen. Achten Sie auf gleichmäßige Bewegungsausführung und darauf, dass die Bauchmuskulatur durchgehend in Spannung ist.

A

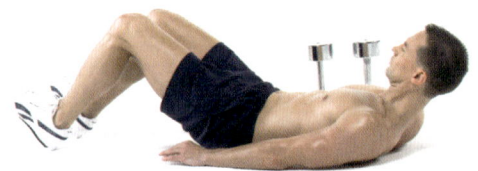

B

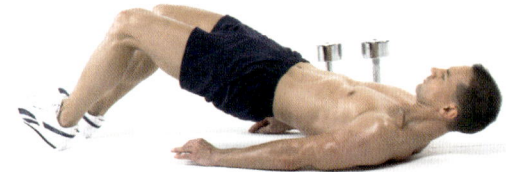

A–B: Die Ausgangs- und die Endposition. C: Die einbeinige Variante mit Gymnastikball.

Variante:
Fortgeschrittene führen die Übung einbeinig aus. Eine zusätzliche Intensivierung erreichen Sie, wenn Sie die Fersen auf einen Gymnastikball aufstellen. Nur wenige Sportler können die Variante auf dem Ball einbeinig ausführen.
Als Variante positionieren Sie die Fersen auf einem Gymnastikball und rollen den Ball in Richtung Gesäß. Dann rollen Sie den Ball in die Ausgangsposition zurück und wiederholen schließlich die Übung.

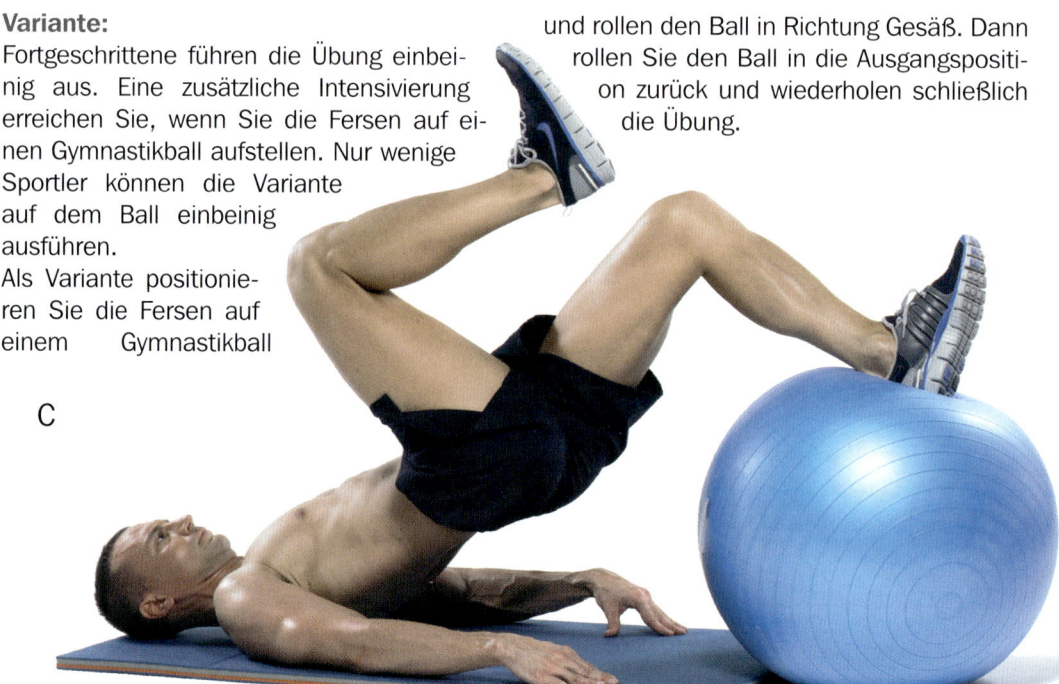

C

K 23: Bein anziehen

Kräftigung:
** innere Oberschenkelmuskulatur

Ausgangsposition:
Sie befinden sich in Seitenlage, das untere Bein ist gestreckt abgelegt und das obere vor dem Körper aufgestellt. Der untere Arm stützt den Kopf und der obere Arm ist vor dem Körper. Spannen Sie die Bauch- und die Gesäßmuskulatur an.

Übungsdurchführung:
Heben Sie das untere Bein so hoch wie möglich, wobei die Ferse lang gestreckt ist und der Fuß parallel zum Boden bleibt. Halten Sie kurz die Endposition, bevor Sie das Bein wieder senken, ohne es jedoch abzulegen, und schließlich die Übung wiederholen. Achten Sie darauf, dass Sie die Bewegung möglichst gleichmäßig ausführen.

Variante:
Sie können die Übung mit Fußgelenksgewichten intensivieren.
Als Variante können Sie diese Muskelgruppe auch im Stand trainieren. Befestigen Sie ein Stretchband um einen niedrigen Gegenstand, verknoten es und legen die Schlaufe großflächig um die Fußinnenseite. Das Standbein ist leicht gebeugt und das Übungsbein ist etwas nach außen abgespreizt, wobei das Band in Spannung ist. Ziehen Sie das Übungsbein am Standbein vorbei und halten Sie kurz die Endposition, bevor Sie das Bein wieder in die Ausgangsposition zurückbewegen.

A

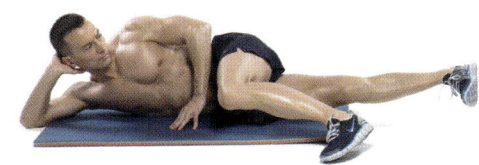

B

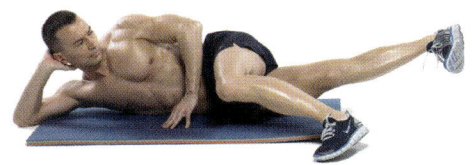

A–B: Die Ausgangs- und die Endposition.

C

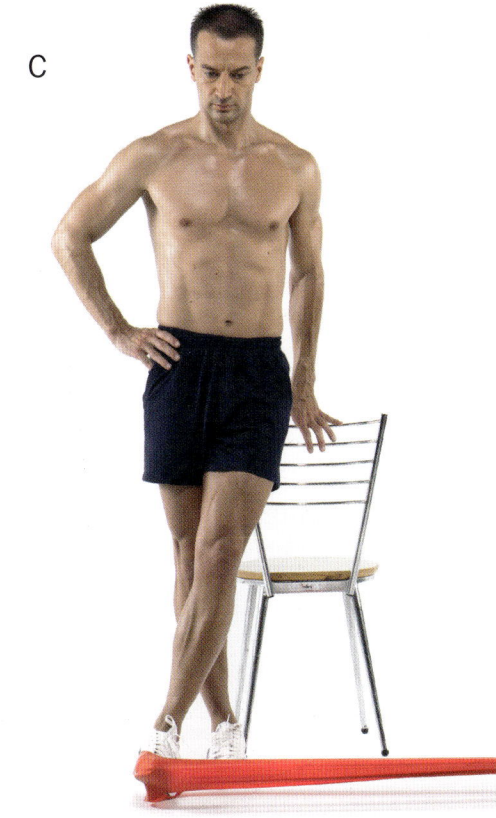

C: Die Übung im Stand.

K 24: Bein abspreizen

Kräftigung:
** äußere Oberschenkelmuskulatur
* Gesäßmuskulatur

Ausgangsposition:
Sie befinden sich in Seitenlage, das untere Bein ist leicht gebeugt und das obere Bein gestreckt abgelegt. Der untere Arm stützt den Kopf und der obere Arm ist vor dem Körper aufgestellt, um die Position zu fixieren. Spannen Sie die Bauch- und die Gesäßmuskulatur an.

Übungsdurchführung:
Heben Sie das obere Bein weit an, wobei die Ferse lang gestreckt ist und der Fuß parallel zum Boden bleibt. Halten Sie kurz die Endposition, bevor Sie das Bein wieder langsam nach unten bewegen, ohne es jedoch abzulegen, und schließlich die Übung wiederholen. Achten Sie darauf, dass Sie die Bewegung möglichst gleichmäßig ausführen.

A

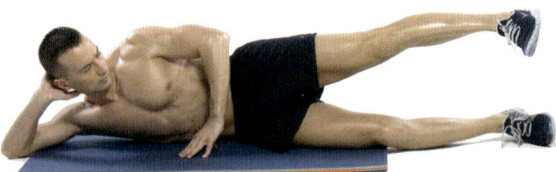

B

A–B: Die Ausgangs- und die Endposition.

Variante:
Sie können die Übung mit Fußgelenksgewichten intensivieren.
Als Variante können Sie diese Muskelgruppe auch im Stand trainieren. Befestigen Sie das Stretchband um einen niedrigen Gegenstand, verknoten es und legen die Schlaufe großflächig um den äußeren Fuß. Das Standbein ist leicht gebeugt und das Übungsbein geringfügig nach außen angehoben, damit das Band in Spannung ist. Spreizen Sie das gestreckte Bein gegen den Widerstand des Bandes weit nach außen und halten Sie kurz die Endposition, bevor Sie das Bein wieder in die Ausgangsposition zurückbewegen.

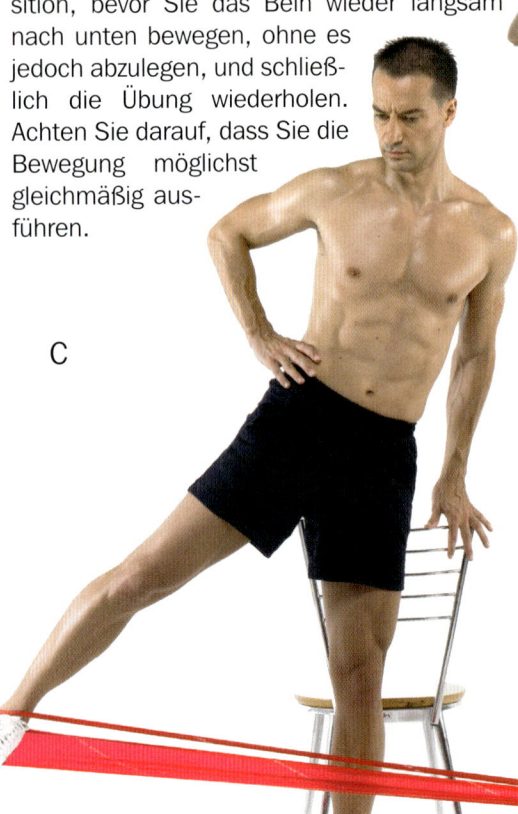

C

C: Die Übung im Stand.

K 25: Fersen anheben

Kräftigung:
** Wadenmuskulatur

Ausgangsposition:
Sie stehen aufrecht auf einer Treppenstufe oder auf einem Stepper. Die Füße sind hüftbreit auseinander und nach vorne gerichtet und in den Händen halten Sie je eine Kurzhantel. Spannen Sie die Bauch- und die Gesäßmuskulatur an.

Übungsdurchführung:
Bewegen Sie die Fersen so hoch wie möglich. Halten Sie kurz die Endposition, wobei Sie die Wadenmuskulatur mit maximaler Kraft anspannen und gleichmäßig atmen. Dann senken Sie die Fersen, ohne sie abzusetzen, und wiederholen schließlich die Übung. Achten Sie darauf, dass Sie die Übung ohne Schwung ausführen, da die Bewegung ausschließlich über die Kraft der Wadenmuskulatur erfolgen muss.

Variante:
Wenn Sie auf dem Boden üben, dann besteht nur kleiner Bewegungsspielraum. Einsteiger führen die Übung ohne Zusatzgewicht aus. Fortgeschrittenen gelingt die Übung einbeinig.

A

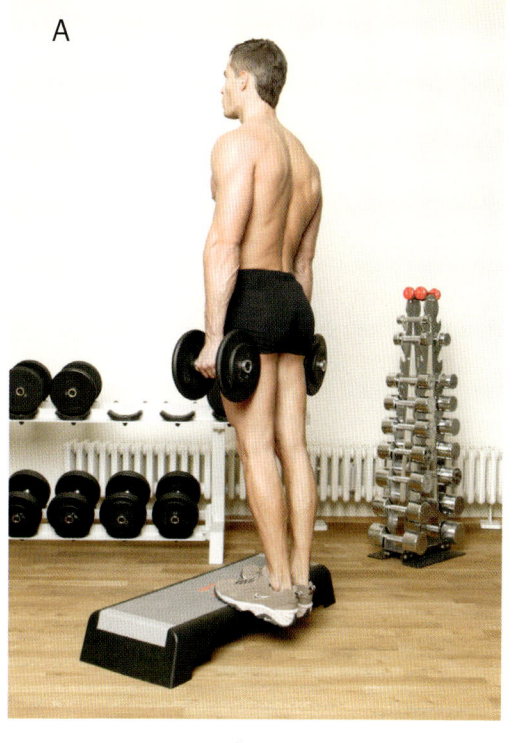

B

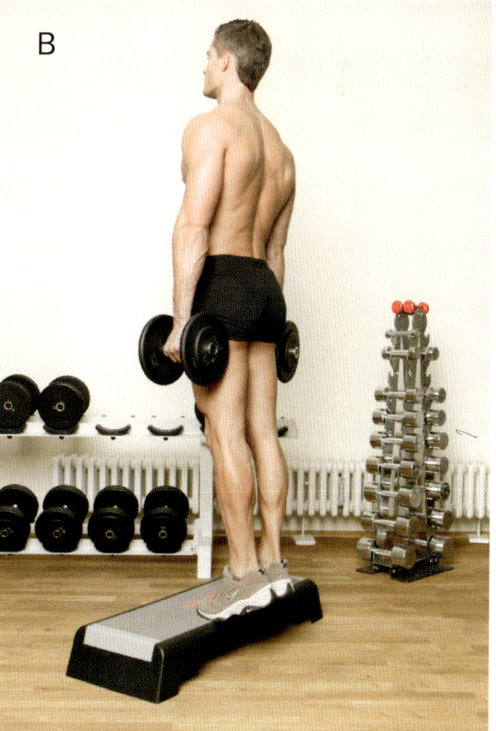

C

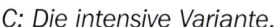

C: Die intensive Variante.

A–B: Die Ausgangs- und die Endposition.

Teil V:
5 Trainingsprogramm

In diesem Kapitel wird ein zweistufiger Trainingsplan vorgestellt. Mit diesem Plan können Sie Ihre Fitness aufbauen und langfristig bewahren. Es werden damit vorrangig Kraft, Ausdauer und Beweglichkeit gefördert. Für jede dieser Komponenten sind Trainingseinheiten enthalten, die so aufgebaut sind, dass sie den Anforderungen des gesundheitsorientierten Fitnesstrainings entsprechen. Zuerst erfolgt die Aufwärmphase, dann der Hauptteil und schließlich endet das Training mit der Abwärmphase.
In der ersten Planstufe sind fünf Trainingseinheiten wöchentlich vorgesehen. Die dargestellte Kombination aus Einheiten für Beweglichkeit, Ausdauer und Kraft ermöglicht schon deutliche Leistungsverbesserungen.
Nach einigen Trainingswochen können Sie zur zweiten Planstufe übergehen. Der Plan wird dann mit einer Krafteinheit erweitert, wodurch im Krafttraining unterschiedliche Workouts eingesetzt werden können.
Nach einigen Monaten kontinuierlichem Fitnesstraining können Sie Ihre Erfahrungen nutzen, um den Plan an Ihre individuellen Bedürfnisse anzupassen. Der dargestellte Kontrolltest dient dazu, langfristig den Trainingserfolg überwachen zu können.

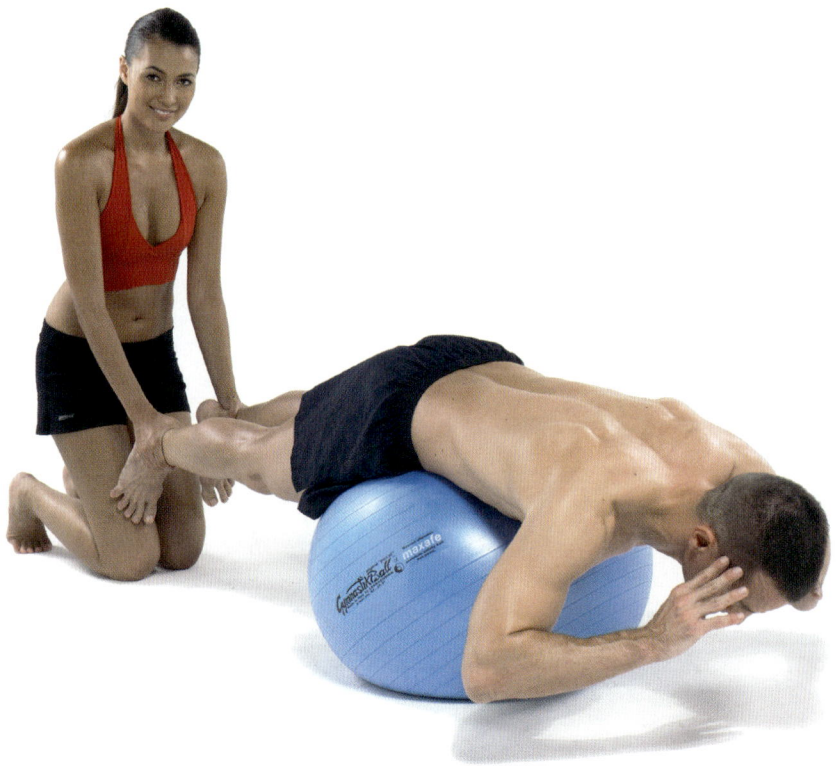

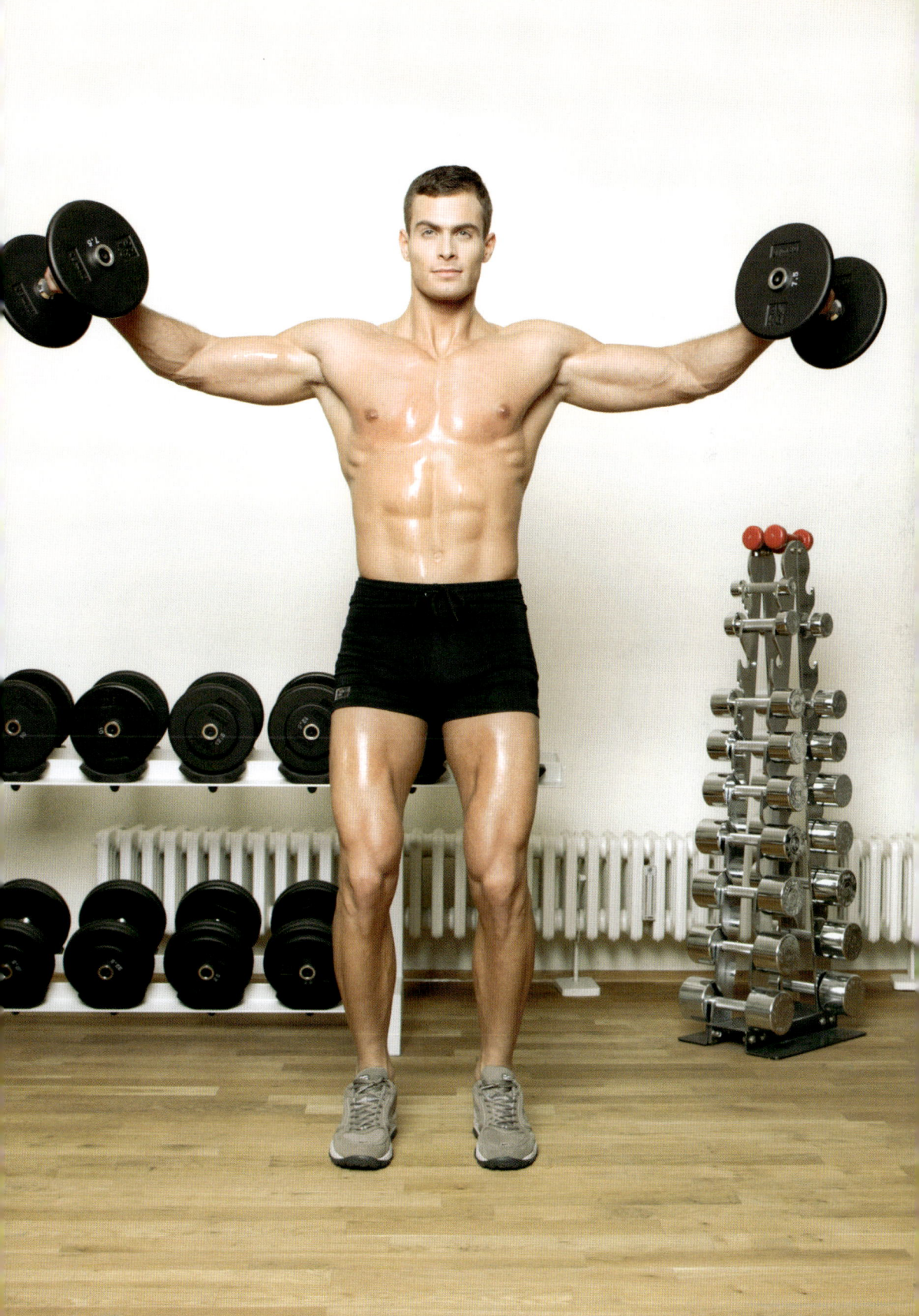

Aufbau einer Trainingseinheit

Ein gesundheitsorientiertes Fitnesstraining ist in die Phasen „Aufwärmen", „Hauptteil" und „Abwärmen" gegliedert. Die Dauer und die Gestaltung dieser Phasen sind abhängig von Schwerpunkt, Gesamtdauer und Intensität des Trainings.

Aufwärmphase

In der Aufwärmphase bereiten Sie Ihren Körper auf das Training vor. Dazu müssen Sie sich zuerst aufwärmen und sich dann dehnen. Der Körper wird so leistungsfähiger und ist weniger anfällig für Verletzungen.

Aufwärmübung

Beginnen Sie Ihr Fitnesstraining mit einer Aufwärmübung über die Dauer von 5–10 Minuten. Wählen Sie eine Übung, die sich in gleichmäßiger Geschwindigkeit durchführen lässt, ohne dabei außer Atmen zu kommen. Vermeiden Sie Extremsituationen und führen Sie keine schnellen und ruckartigen Bewegungen aus. In dieser Phase geht es darum, den Körper auf das Training einzustimmen, und nicht darum, bereits Leistung zu erbringen.

Sie können sich beispielsweise mit langsamen Laufen aufwärmen. Beim Training daheim bietet es sich an, auf der Stelle zu gehen oder zu laufen. Als Trainingsgeräte können Sie Radergometer, Sprungseil oder Stepper nutzen.

Dehnen

Wenn Sie Ausdauer- oder Krafttraining im Hauptteil betreiben, sollten Sie sich vorher dehnen. Ist jedoch das Dehnen der Trainingshauptteil, entfällt es in der Aufwärmphase.

Nachdem Sie Ihren Körper aufgewärmt haben, beginnen Sie mit den Dehnübungen. Grundsätzlich sollten Sie zumindest zweimal wöchentlich alle Muskelgruppen dehnen. Empfehlenswert ist es, ein Ganzkörperprogramm zu absolvieren (siehe S. 100–101). Am besten dehnen Sie alle Muskelgruppen

und die Schwachstellen intensiv. Um die Dauer des Trainings zu verkürzen, genügt es aber auch, nur die Muskelgruppen zu dehnen, die im Hauptteil vorrangig gefordert werden.

Einige Männer verzichten zwecks Zeitersparnis vollständig auf das Dehnen in der Aufwärmphase. Dieses Vorgehen ist nicht empfehlenswert, da Muskelverspannungen Bewegungseinschränkungen verursachen können, die insbesondere bei intensiven Übungen die Verletzungsgefahr erhöhen. Außerdem ist ohne vorheriges Dehnen der Körper nicht optimal auf die bevorstehende Tätigkeit vorbereitet und kann keine Höchstleistungen erbringen.

Für das vorbereitende Dehnen einzelner Muskelgruppen sollten Sie eine Dauer von mindestens 5 Minuten vorsehen. Sie können diese Phase jedoch beliebig verlängern, wenn Sie Ihre Beweglichkeit gezielt verbessern möchten.

Hauptteil

Auf die Aufwärmphase folgt der Hauptteil des Fitnesstrainings. In diesem Abschnitt wird vorrangig die Kraft oder die Ausdauer trainiert. Im Trainingsplan sind auch Einheiten eingefügt, in denen Sie sich hauptsächlich dem Beweglichkeitstraining widmen und dieses durch die Koordinationsübung „Einbeinstand" ergänzen. Einen kompletten Trainingshauptteil mit Koordinationsübungen zu gestalten, ist hingegen nur nach schweren Verletzungen notwendig.

Dehnen/Beweglichkeit

Sie können Trainingseinheiten absolvieren, in denen Sie sich ganz dem Beweglichkeitstraining widmen. Dazu wird ein Ganzkörperprogramm ausgeführt. Wählen Sie mindestens eine Übung für jede Muskelgruppe aus. Um intensive Dehnpositionen zu erreichen, können Sie mehrere Übungen für eine Muskelgruppe machen. Versuchen Sie aber nicht, Positionen mit Gewalt einzunehmen, da dies die Muskulatur verhärtet und zu Verletzungen führen kann (siehe S. 36–39).

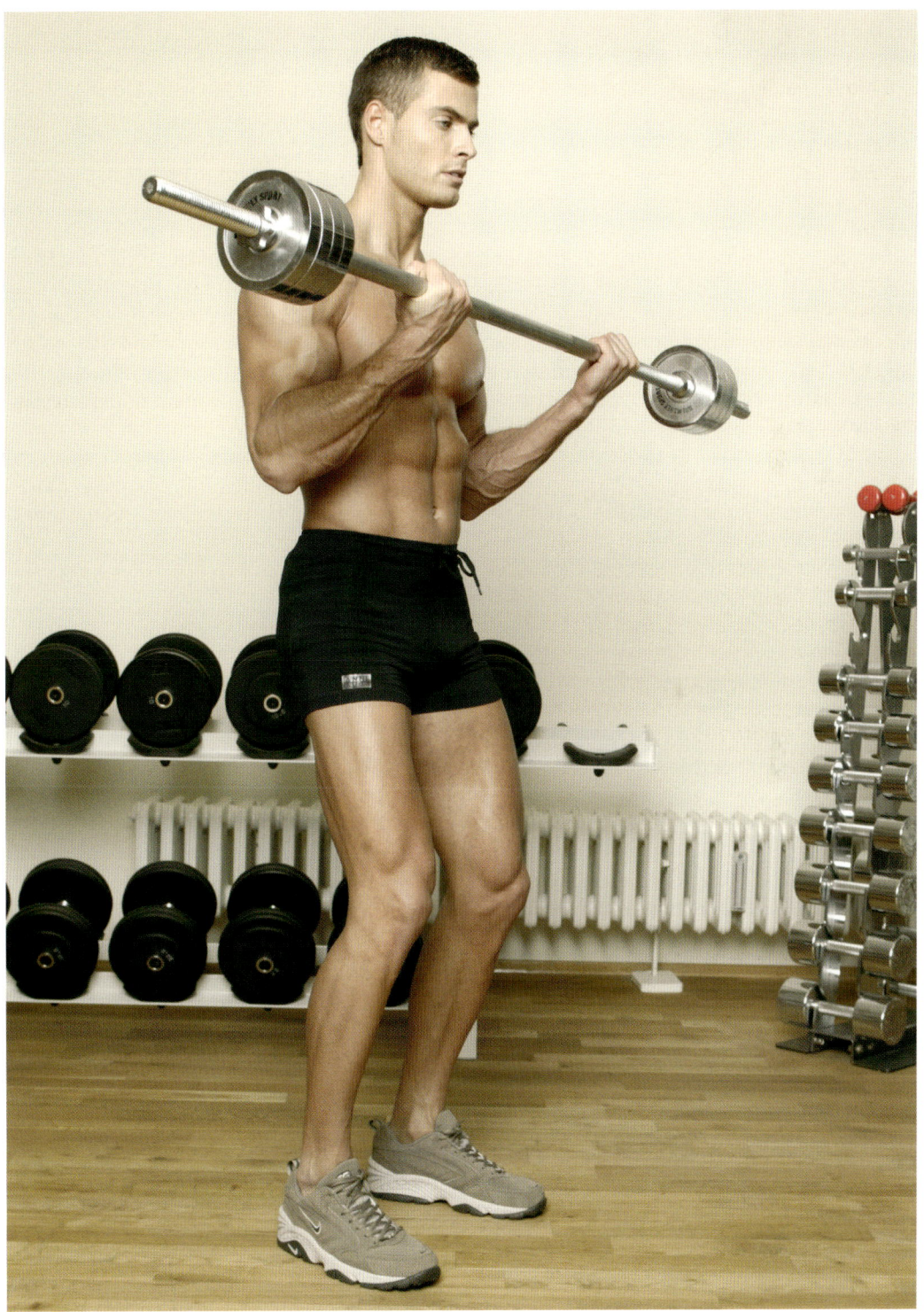

Um die Muskulatur aufzubauen, müssen Sie regelmäßig trainieren und die Anforderungen kontinuierlich steigern.

Kraft

Einsteiger trainieren in den ersten Trainingseinheiten nach der Kraftausdauer-Methode. Führen Sie viele Wiederholungen der Übungen mit eher geringer Intensität aus. Es geht darum, den Körper an die neuen Bewegungsformen zu gewöhnen. Auch muss gelernt werden, sich auf die ausführende Muskulatur zu konzentrieren, um optimale Ergebnisse zu erreichen. Nach der Eingewöhnungsphase von einigen Wochen, wobei die exakte Dauer von Ihrem Fitnesstand abhängig ist, können Sie zwischen den Methoden Kraftausdauer und Muskelaufbau wählen (siehe S. 62–66).

Ausdauer

In den ersten Trainingseinheiten wird die Grundlagenausdauer trainiert. Sie müssen eine Bewegungsform wählen, die es Ihnen ermöglicht, über mindestens 20 Minuten mit gleichmäßig niedrigem Puls zu trainieren. Hierzu eignen sich insbesondere Walken, langsames Laufen, Radfahren und Schwimmen. Bauen Sie die Grundlagenausdauer kontinuierlich auf, indem Sie die Trainingszeiten in jeder Einheit verlängern. Sie werden bereits nach wenigen Trainingseinheiten deutliche Leistungsfortschritte feststellen, vorausgesetzt Sie trainieren mindestens zweimal wöchentlich. Ziel ist es, mindestens 40 Minuten ohne Unterbrechung mit niedrigem Puls laufen zu können. Gelingt Ihnen dies, können Sie auf intensivere Trainingsformen für die Ausdauer zurückgreifen. Sie können nun Einheiten im Fitnessbereich ausführen und außerdem Intervalltraining einfügen. Machen Sie jedoch auch immer wieder Einheiten für die Grundlagenausdauer (siehe S. 53–55).

Abwärmphase

In der Abwärmphase wird das Training mit dem Abwärmen und einigen Dehnübungen für die beanspruchten Muskelgruppen abgeschlossen.

Abwärmübung

Nach einer Trainingseinheit sollten Sie sich abwärmen, um die Muskulatur zu lockern. Außerdem hilft dies dem Körper, schnell zu regenerieren. Bewegen Sie sich dazu in einem langsamen Tempo, ohne sich anzustrengen. Gut eignen sich Bewegungen, die Sie mit gleichmäßiger Geschwindigkeit ausführen können, wie Walken oder langsames Laufen, was auch auf der Stelle möglich ist, oder Radfahren auf dem Ergometer. Führen Sie die Übung für eine Dauer von etwa 5 Minuten aus.

Dehnen

Zum Abschluss Ihres Workouts empfiehlt es sich, noch einige Dehnübungen für die beanspruchte Muskulatur auszuführen. Dazu genügt das Ausführen der 1. Dehnphase. Einige Aktive verzichten jedoch zur Zeitersparnis auf das Dehnen, was am nächsten Tag dazu führen kann, dass sich die Muskulatur deutlich verspannt anfühlt.
Bewegen Sie sich dabei in keine extremen Dehnpositionen, da die Muskulatur ermüdet ist und deshalb zu Krämpfen neigt. Halten Sie die Dehnposition 10–20 Sekunden und erweitern Sie danach die Position nicht mehr. Das Dehnen zum Abschluss des Trainings dient dazu, Verspannungen in der Muskulatur zu lösen, die Regenerationsprozesse zu beschleunigen und zu verhindern, dass sich die Muskulatur verkürzt.

Trainingsplan

Mit diesem zweistufigen Plan trainieren Sie ausgewogen Ihre Fitness. Er widmet sich vorrangig den Komponenten Beweglichkeit, Ausdauer und Kraft. Dazu werden Programme für das Dehnen und das Krafttraining und Sportarten für das Ausdauertraining angeboten. Ergänzend ist eine Koordinationsübung eingefügt.

Variieren Sie hin und wieder die Dehn- und Kräftigungsübungen. Nutzen Sie auch andere Übungen, die dieselbe Muskelgruppe trainieren. Diese finden Sie beispielsweise in dem Buch „Das große Fitnessbuch" (Delp 2006). Im Ausdauertraining wechseln Sie Sportarten ab und wählen unterschiedliche Trainingsstrecken. So verhindern Sie, dass das Training eintönig wird und die Leistung stagniert. Ziel des Fitnesstrainings ist es, langfristig den Körper in Form zu halten.

Durchführung

Ihr Training beginnen Sie im Level 1. Nach einer Eingewöhnungsphase von sechs Wochen können Sie wählen, ob Sie weiterhin im Level 1 trainieren oder zum Level 2 übergehen wollen. Wenn Sie sich bereits im Level 1 ausgelastet fühlen, behalten Sie diese Trainingshäufigkeit bei. Erhöhen Sie aber die Wiederholungen und steigern Sie die Gewichte und die Trainingsintensität. Außerdem sollten Sie die Dauer Ihrer Ausdauereinheiten verlängern.

Level 1

Dieser Plan ist für Fitnesseinsteiger aufgebaut. Es sind fünf Trainingseinheiten wöchentlich vorgesehen. Es werden auch Einheiten zum gezielten Training der Beweglichkeit ausgeführt. Das Dehnen ist zwar auch Bestandteil der Aufwärmphase und der Abwärmphase beim Ausdauer- und Krafttraining, dann ist es aber nicht Hauptzweck, sondern dient der Vorbeugung von Verletzungen und fördert die Regeneration. Mit den jeweils vorgesehenen Einheiten Ausdau-

er- und Krafttraining lassen sich schon deutliche Leistungsverbesserungen erreichen. Ziel im Ausdauertraining ist es, die Grundlagenausdauer aufzubauen. Für das Krafttraining sieht der Plan ein Ganzkörperprogramm vor. Dazu sind Übungen ausgewählt, die möglichst viele Muskelgruppen gleichzeitig trainieren, um die Programmdauer kurz zu halten.

Level 2

Diesen Plan können Sie bereits nach sechs Wochen oder zu einem beliebigen späteren Zeitpunkt anwenden. Das Krafttraining wird um eine Einheit erweitert, wodurch abwechslungsreiche Programme eingesetzt werden können. Mit dem „Workout A" wird der ganze Körper trainiert, mit dem „Workout B" der Oberkörper und mit dem „Workout C" werden die Beine und der Po trainiert. Jedes Programm wird wöchentlich einmal ausgeführt. Im Dehntraining werden Sie feststellen, dass Sie intensivere Dehnpositionen einnehmen können. Auch beim Ausdauertraining werden Sie schon deutliche Leistungsverbesserungen bemerken. Verlängern Sie nun kontinuierlich Ihre Trainingsstrecken.

Trainingsplan Level 1

	Tag 1	Tag 2	Tag 3	Tag 4	Tag 5	Tag 6	Tag 7
Woche 1	Dehnen	Kraft A	Ausdauer	Pause	Kraft A	Dehnen	Pause
Woche 2	Dehnen	Kraft A	Ausdauer	Pause	Kraft A	Dehnen	Pause
Woche 3	Dehnen	Kraft A	Ausdauer	Pause	Kraft A	Ausdauer	Pause
Woche 4	Dehnen	Kraft A	Ausdauer	Pause	Kraft A	Ausdauer	Pause
Woche 5	Dehnen	Kraft A	Ausdauer	Pause	Kraft A	Ausdauer	Pause
Woche 6	Dehnen	Kraft A	Ausdauer	Pause	Kraft A	Ausdauer	Pause

Trainingsplan Level 2

	Tag 1	Tag 2	Tag 3	Tag 4	Tag 5	Tag 6	Tag 7
Woche 1	Kraft A	Ausdauer	Dehnen	Kraft B	Ausdauer	Kraft C	Pause
Woche 2	Kraft A	Ausdauer	Dehnen	Kraft B	Ausdauer	Kraft C	Pause
Woche 3	Kraft A	Ausdauer	Dehnen	Kraft B	Ausdauer	Kraft C	Pause
Woche 4	Kraft A	Ausdauer	Dehnen	Kraft B	Ausdauer	Kraft C	Pause
Woche 5	Kraft A	Ausdauer	Dehnen	Kraft B	Ausdauer	Kraft C	Pause
Woche 6	Kraft A	Ausdauer	Dehnen	Kraft B	Ausdauer	Kraft C	Pause

Ausdauer: In dieser Einheit wird die Ausdauer trainiert, z. B. mit Laufen.
Dehnen: In dieser Einheit wird sich im Hauptteil der Beweglichkeit gewidmet und das Programm mit der Koordinationsübung „Einbeinstand" ergänzt.
Kraft: In dieser Einheit wird die Kraft trainiert.
Pause: An diesem Tag wird pausiert, um den Körper zu regenerieren.

Workouts

Auf den folgenden Seiten werden Workouts vorgestellt, mit denen Sie in den Trainingsplänen Level 1 und Level 2 trainieren können. Achten Sie darauf, dass Sie nach einem Trainingszyklus von 6–12 Wochen Umstellungen am Programm vornehmen, damit der Körper immer neu gefordert wird und keine Leistungsstagnation eintritt.

Nutzen Sie die Workouts als Grundlage für Ihr Training und passen Sie sie mit wachsender Trainingserfahrung an Ihre individuellen Bedürfnisse an. Beachten Sie bei der Zusammenstellung von eigenen Workouts zur Körperkräftigung, dass jede Muskelgruppe zumindest einmal pro Woche intensiv gekräftigt werden muss, um das Leistungsniveau aufrecht zu erhalten.

Dehnen/Beweglichkeit

Zuerst sollten Sie vor allem Ihr Körpergefühl schulen. In dieser Phase gewöhnen Sie sich daran, Ihre Aufmerksamkeit gezielt auf einzelne Muskelgruppen zu richten und diese bewusst zu entspannen. Wenn Ihnen dies gelingt, werden Sie in wenigen Wochen schon erste Verbesserungen Ihrer Beweglichkeit feststellen. Versuchen Sie hingegen nicht, mit Gewalt intensive Dehnpositionen zu erreichen. Ein solches Vorgehen würde die Muskulatur verhärten anstatt sie zu lockern und so die Beweglichkeit vermindern. Deshalb ist in dem Plan eine Trainingseinheit vorgesehen, die sich schwerpunktmäßig auf das Dehnen richtet. Dazu wird ein Ganzkörperdehnprogramm für die Haupttrainingsphase angeboten.

Kraft

Zu Beginn müssen Sie Ihren Körper an die Anforderungen des Krafttrainings gewöhnen. Es geht darum, die neuen Bewegungsabläufe kennen zu lernen, nicht jedoch darum, bereits Leistung zu erbringen. Nutzen Sie Gewichte und wählen Sie Intensitätsgrade, die Sie eher wenig fordern; und trainieren Sie nach der Kraftausdauer-Methode. In den nächsten Trainingseinheiten werden Gewichte und Intensitäten kontinuierlich gesteigert. Sie müssen aber immer noch von jeder Übung mindestens 15 Wiederholungen ausführen können. Nach einigen Trainingsmonaten können Sie dann zwischen der Kraftausdauer-Methode und der Muskelaufbau-Methode wählen.

Ausdauer

Als erstes muss die Grundlagenausdauer aufgebaut werden. Fitnesseinsteiger trainieren in der Hauptphase für mindestens 20 Minuten ihre Ausdauer. Achten Sie darauf, dass Sie sich stets in dem für Sie optimalen Pulsbereich bewegen. Verlängern Sie schrittweise die Dauer der Trainingseinheiten. Die Zielsetzung besteht darin, dass Sie mindestens 40 Minuten gemäßigtes Ausdauertraining ohne Unterbrechung und ohne Überschreiten der Grundlagenausdauerintensität ausüben. Fortgeschrittene können den Zeitraum noch deutlich nach oben erweitern, wenn sie ihre Ausdauer regelmäßig trainieren. Außerdem können sie dann zusätzlich Einheiten mit Fitnessintensität ausführen.

Workout Dehnen: Ganzkörper

Mit diesem Ganzkörperprogramm werden alle wichtigen Muskelgruppen gedehnt. Nach dem Aufwärmen führen Sie die Koordinationsübung „Einbeinstand" (siehe S. 24) mit dem rechten und dem linken Bein aus. Danach beginnen Sie mit den Dehnübungen. Für stark verspannte oder verkürzte Muskelgruppen, können Sie mehrere Durchgänge einer Übung machen oder eine Übung ergänzen. Variieren und ersetzen Sie Übungen nach einigen Trainingseinheiten, so dass dem Körper immer wieder neue Anforderungen gestellt werden.

Workoutphasen

Aufwärmübung
Koordinationsübung Einbeinstand
Dehnen Level 1: Führen Sie jede Übung mindestens einmal aus
Dehnen Level 2: Führen Sie jede Übung zweimal aus
Abwärmübung

Dehnen

D 1:   Kopf zur Seite neigen
D 2:   Brust vorschieben oder D 3: Arm gestreckt dehnen
D 8:   Arm seitlich nach hinten drücken oder D 9: Schulterblätter greifen
D 10: Arm hinter dem Kopf nach unten drücken
D 11: Wadendehnung abwechselnd mit gestrecktem und gebeugtem Bein
D 6:   Gebeugte Beine zur Seite legen
D 13: Bein in der Luft strecken oder D 12: Oberkörper vorbeugen im Sitz
D 15: Unterschenkel anziehen am Boden oder D 16: Oberkörper nach hinten ablegen
D 17: Knie nach außen sinken lassen oder D 18: Grätschstand
D 19: Körperdrehung im Sitz oder D 20: Fußanziehen

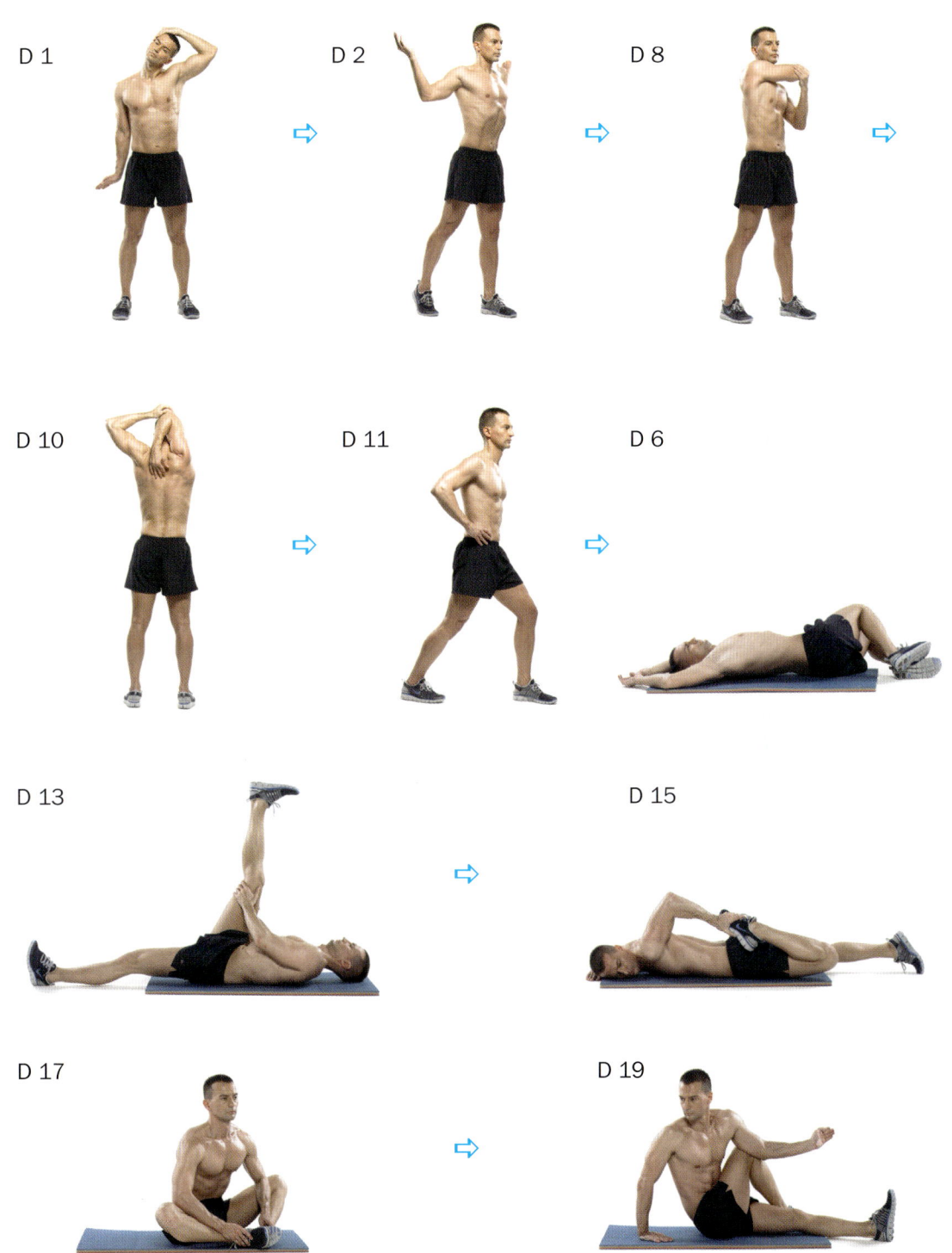

D 1 D 2 D 8

D 10 D 11 D 6

D 13 D 15

D 17 D 19

Workout Dehnen: D 1, D 2, D 8, D 10, D 11, D 6, D 13, D 15, D 17, D 19

Workout A: Ganzkörper

Workoutphasen

Aufwärmübung

Dehnen Ganzkörperprogramm (siehe S. 100–101) oder Kurzprogramm (siehe unten)

Kräftigen Einsteiger: 1–2 Sätze; 15–20 Wdh. je Satz

    Statische Übung K 5: 20–40 Sek. halten je Satz

Kräftigen Fortgeschrittene: 8–12 Wdh. oder 15–20 Wdh. je Satz

    Statische Übung K 5: 50–60 Sek. halten je Satz

Abwärmübung

Dehnen nur 1. Dehnphase (siehe S. 36–38)

Dehnen

D 1: Kopf zur Seite neigen

D 2: Brust vorschieben oder D 3: Arm gestreckt dehnen

D 4: Arme und Oberkörper strecken oder D 5: Oberkörper seitlich abknicken

D 9: Schulterblätter greifen oder D 8: Arm seitlich nach hinten drücken

D 15: Unterschenkel anziehen im Stand oder am Boden

D 12: Oberkörper vorbeugen im Stand oder am Boden

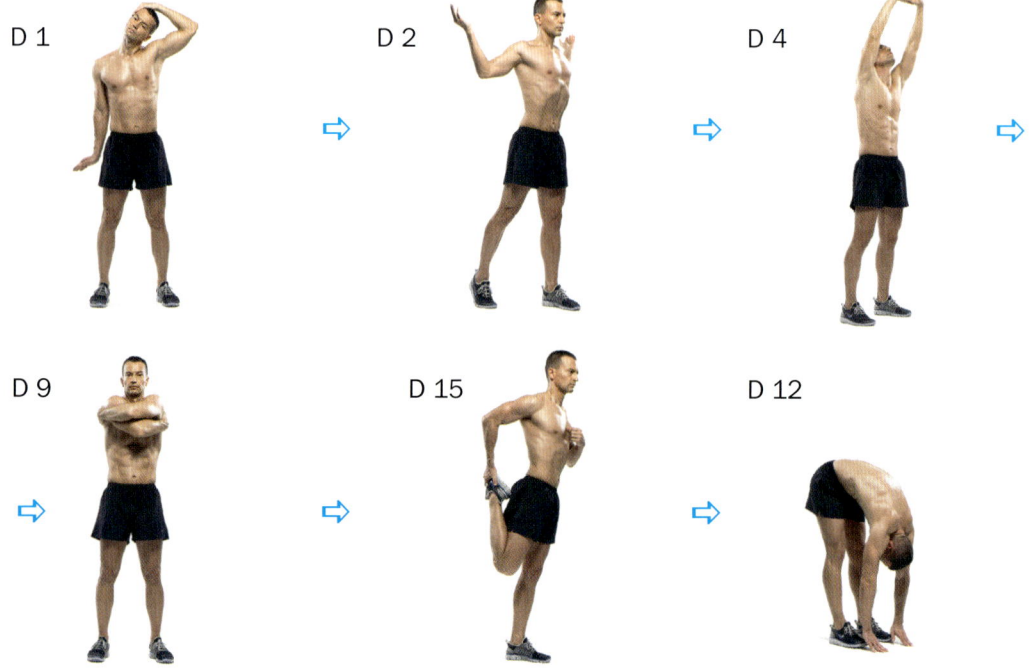

Workout A – Dehnen: D 1, D 2, D 4, D 9, D 15, D 12

Kräftigen

K 1: Brustdrücken oder K 2: Liegestütz
K 3: Rudern einarmig oder beidarmig
K 7: Nackendrücken oder K 8: Seitheben
K 19: Beidbeinige Kniebeuge oder K 20: Kniebeuge im Ausfallschritt
K 22: Schulterbrücke oder K 21: Unterschenkel anziehen
K 14: Crunch oder K 15: Käfer
K 5: Arme und Beine anheben oder K 6: Oberkörper aufrichten

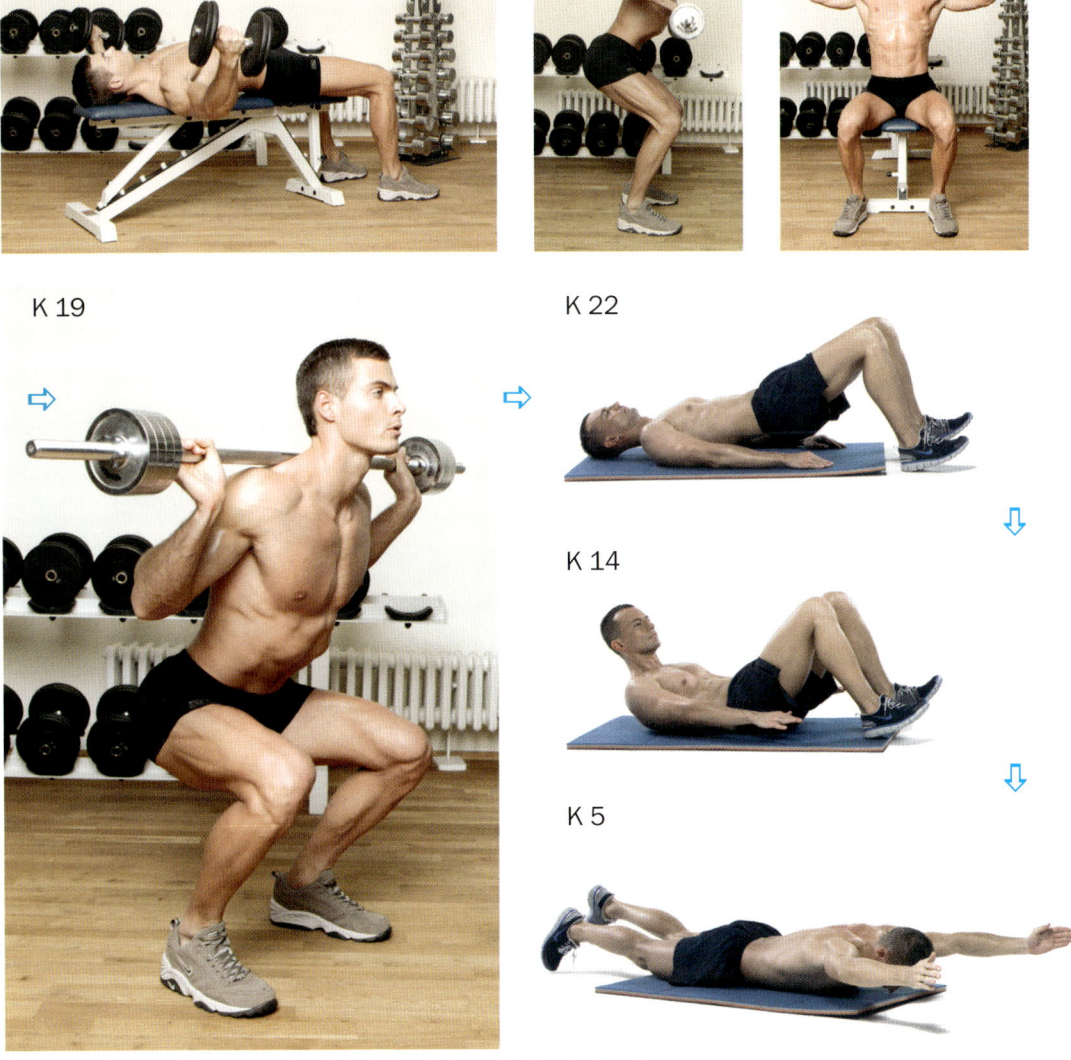

Workout A – Kräftigen: K 1, K 3, K 7, K 19, K 22, K 14, K 5

Workout B: Oberkörper

Workoutphasen
Aufwärmübung
Dehnen Ganzkörperprogramm oder Kurzprogramm (siehe unten)
Kräftigen Einsteiger: 1–2 Sätze; 15–20 Wdh. je Satz
    Statische Übungen K 5, K 18: 20–40 Sek. halten je Satz
Kräftigen Fortgeschrittene: 8–12 Wdh. oder 15–20 Wdh. je Satz
    Statische Übungen K 5, K 18: 50–60 Sek. halten je Satz
Abwärmübung
Dehnen nur 1. Dehnphase

Dehnen
D 1: Kopf zur Seite neigen
D 3: Arm gestreckt dehnen oder D 2: Brust vorschieben
D 5: Oberkörper seitlich abknicken oder D 4: Arme und Oberkörper strecken
D 8: Arm seitlich nach hinten drücken oder D 9: Schulterblätter greifen
D 10: Arm hinter dem Kopf nach unten drücken
D 7: Oberkörper vorziehen am Boden oder im Stand

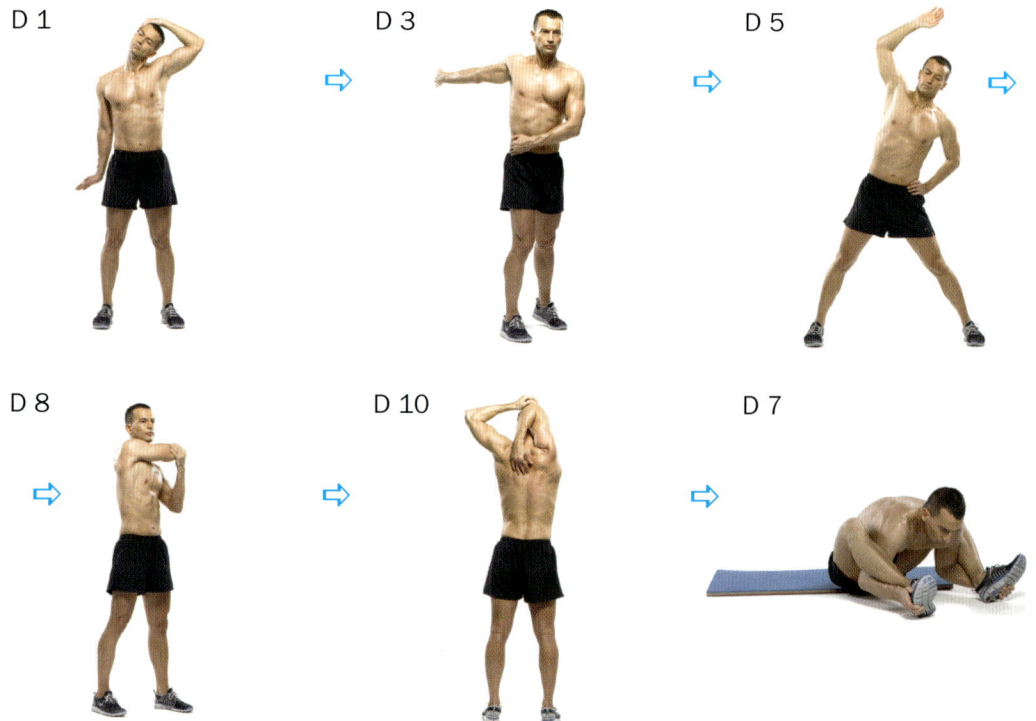

Workout B – Dehnen: D 1, D 3, D 5, D 8, D 10, D 7

Kräftigen

K 2: Liegestütz oder K 1: Brustdrücken
K 4: Klimmzug oder K 3: Rudern
K 9: Reverse Flys oder K 8: Seitheben
K 10: Konzentrationscurl oder K 11: Bizepscurl
K 12: Arm strecken oder K 13: Dips
K 15: Käfer oder K 14: Crunch seitlich
K 5: Arme und Beine anheben oder K 18: Rückwärtiger Unterarmstütz

K 2
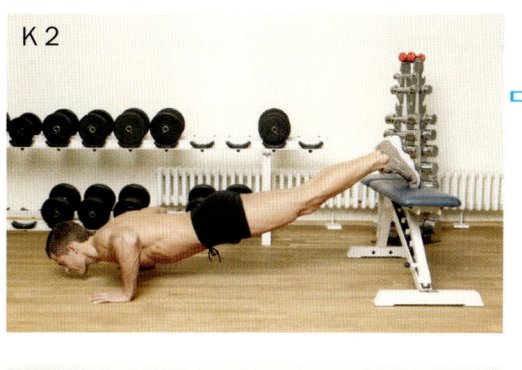

K 4
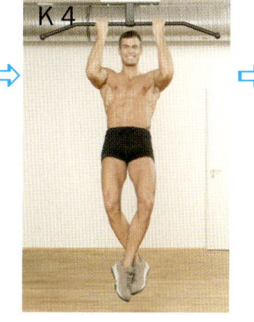

K 9
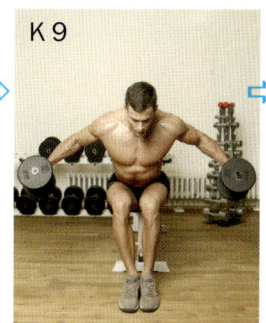

K 10
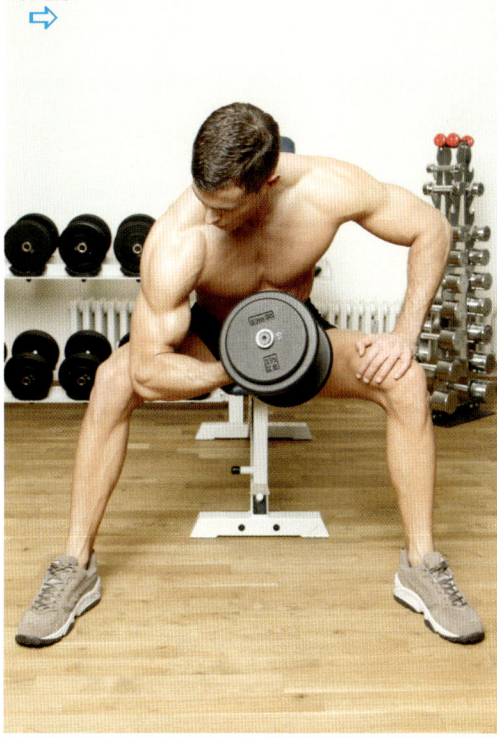

K 12
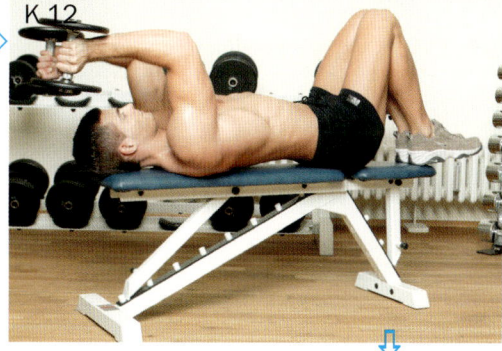

K 15
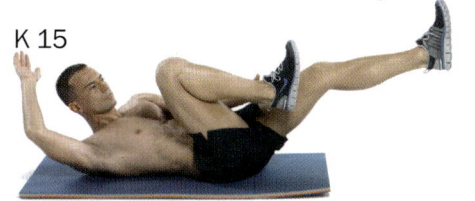

K 5
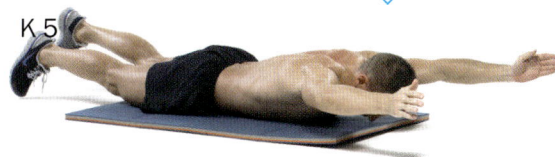

Workout B – Kräftigen: K 2, K 4, K 9, K 10, K 12, K 15, K 5

Workout C: Beine und Gesäß

Workoutphasen
Aufwärmübung
Dehnen mit Ganzkörperprogramm oder Kurzprogramm (siehe unten)
Kräftigen Einsteiger: 1–2 Sätze; 15–20 Wdh. je Satz
    Statische Übungen K 5, K 16, K 17, K 18: 20–40 Sek. halten je Satz
Kräftigen Fortgeschrittene: 8–12 Wdh. oder 15–20 Wdh. je Satz
    Statische Übungen K 5, K 16, K 17, K 18: 50–60 Sek. halten je Satz
Abwärmübung
Dehnen nur 1. Dehnphase

Dehnen
D 11: Wadendehnung abwechselnd mit gestrecktem und gebeugtem Bein
D 15: Unterschenkel anziehen im Stand oder D 16: Oberkörper nach hinten ablegen
D 13: Bein in der Luft strecken oder D 14: Gestrecktes Bein vorschieben
D 17: Knie nach außen sinken lassen oder D 18: Grätschstand
D 20: Fußanziehen oder D 19: Körperdrehung im Sitz

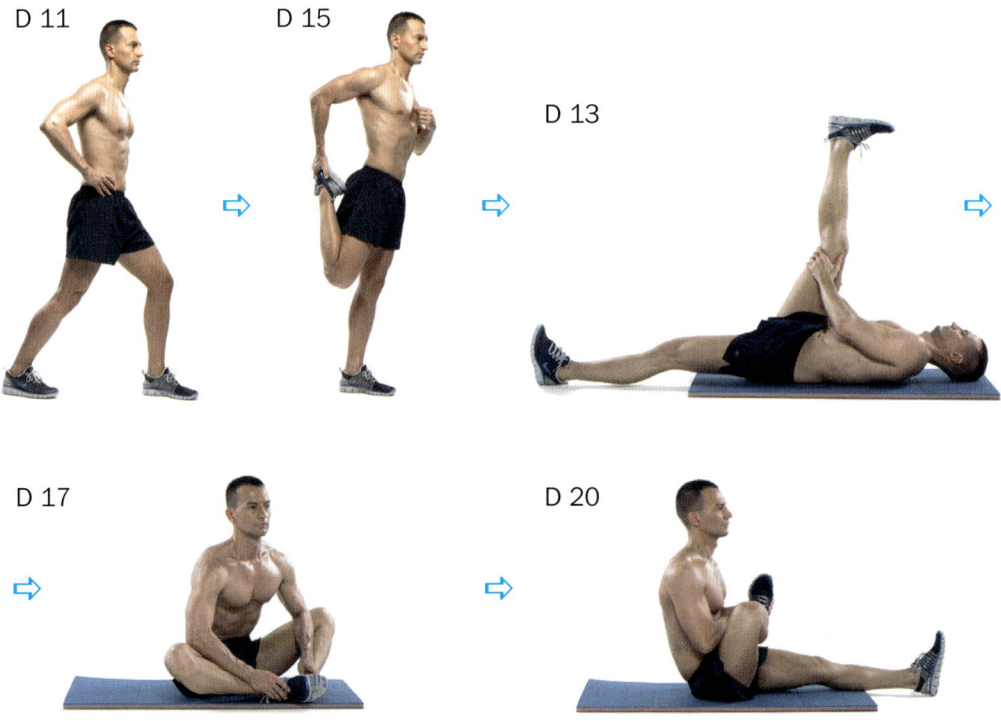

D 11   D 15   D 13   D 17   D 20

Workout C – Dehnen: D 11, D 15, D 13, D 17, D 20

Kräftigen

K 20: Kniebeuge im Ausfallschritt oder K 19: Beidbeinige Kniebeuge
K 21: Unterschenkel anziehen oder K 22: Schulterbrücke
K 23: Bein anziehen in Seitenlage oder im Stand
K 24: Bein abspreizen in Seitenlage oder im Stand
K 25: Fersen anheben beidbeinig oder einbeinig
K 16: Unterarmstütz oder K 14: Crunch
K 17: Seitlicher Unterarmstütz oder K 15: Käfer
K 18: Rückwärtiger Unterarmstütz oder K 5: Arme und Beine anheben

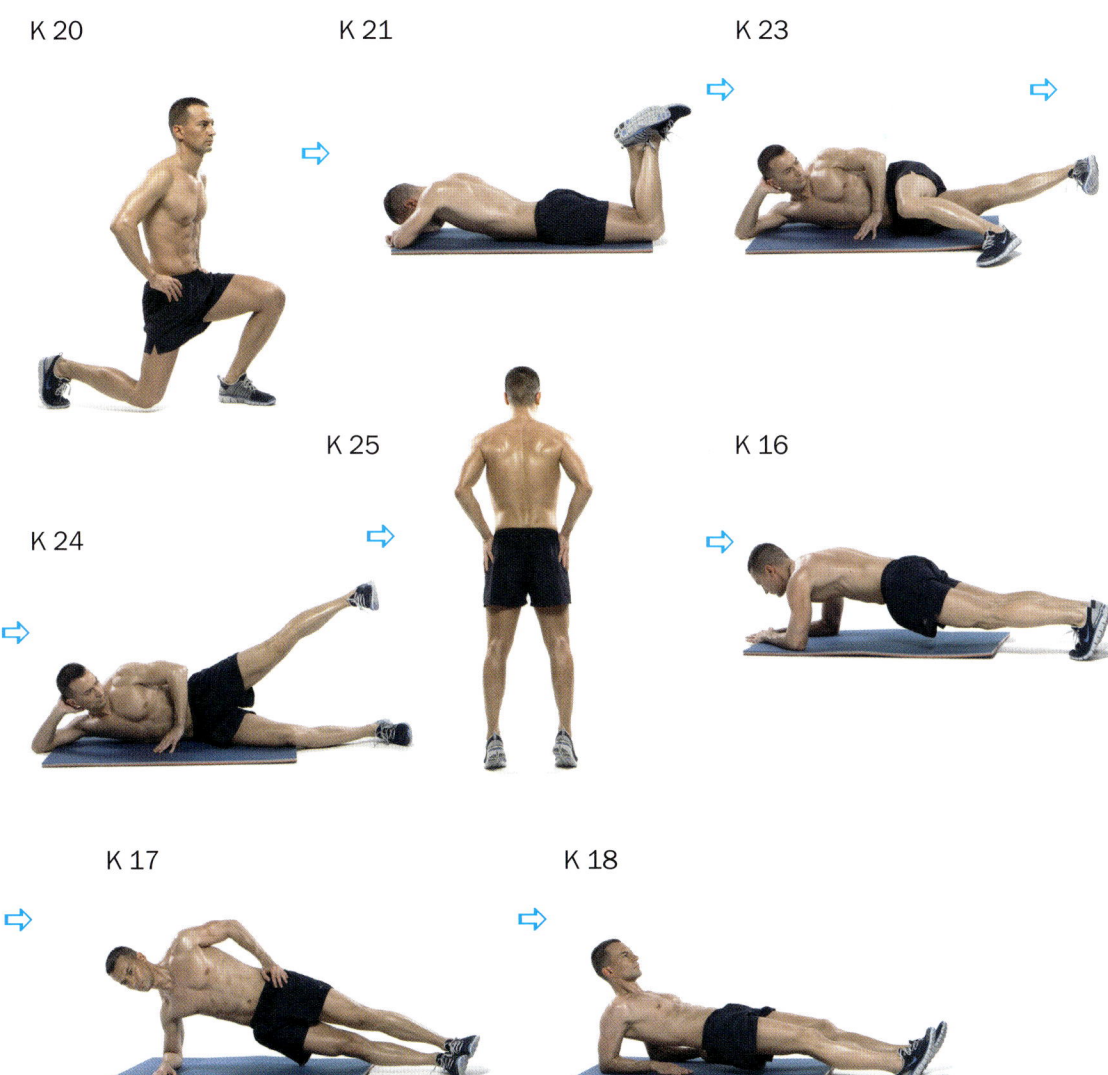

K 20   K 21   K 23

K 24   K 25   K 16

K 17   K 18

Workout C – Kräftigen: K 20, K 21, K 23, K 24, K 25, K 16, K 17, K 18

Workout Ausdauer

Beim Training dieser Fitnesskomponente müssen Sie zuerst Ihre Grundlagenausdauer aufbauen. Dazu nutzen Sie Sportarten, die Sie für eine Dauer von mindestens 20 Minuten ohne Unterbrechung ausführen können. Währenddessen darf Ihr Puls nicht die Grundlagenausdauerintensität überschreiten (siehe S. 53–55). Für dieses Training eignen sich insbesondere die Sportarten Walken/Laufen, Radfahren und Schwimmen. Welche dieser Sportarten Sie ausführen, können Sie frei bestimmen. Sie können beispielsweise vorrangig walken/laufen, gelegentlich aber auch Radfahren oder schwimmen.

Einsteiger beginnen üblicherweise mit dem **Walken**, da das Laufen noch sehr anstrengt und deshalb die Grundlagenausdauerintensität schnell überschritten ist. Regelmäßiges Training senkt den Ruhe- und Trainingspuls, weshalb Fortgeschrittene zum **Laufen** übergehen. Variieren Sie die Strecken, so dass Sie dem Körper immer wieder neue Anforderungen stellen. Vor der Hauptphase werden Dehnübungen zumindest für die Muskelgruppen ausgeführt, die beim Walken/Laufen trainiert werden. Dazu gehören die vordere und hintere Oberschenkelmuskulatur und die Wadenmuskulatur. Auch nach dem Training empfiehlt es sich, diese Muskelgruppen zu dehnen.

Auch **Radfahren** ist eine sinnvolle Methode die Ausdauer zu trainieren, da die Intensität durch den Pedal-Widerstand reguliert werden kann. Dabei ist es unerheblich, ob Sie auf einem Fahrrad oder einem Radergometer trainieren. Gestalten Sie Ihre Übungseinheiten abwechslungsreich indem Sie beispielsweise Strecken mit unterschiedlichen Steigungen nutzen. Dehnen Sie zumindest die Muskelgruppen, die vorrangig belastet werden. Dazu zählen die vordere und hintere Oberschenkelmuskulatur, die Wadenmuskulatur und durch das Abstützen die Schultermuskulatur und die Armmuskulatur.

Für das Training der Grundlagenausdauer bietet sich auch das **Schwimmen** an, vorausgesetzt Sie beherrschen diese Trainingsform so, dass Sie sie über einen Zeitraum von mindestens 20 Minuten im optimalen Pulsbereich ausführen können. Wechseln Sie zwischen den unterschiedlichen Schwimmstilen. Vollziehen Sie beispielsweise einige Bahnen Brustschwimmen und einige Bahnen Kraulschwimmen. Dehnen Sie zumindest die Brust-, Rücken-, Schulter- und Armmuskulatur, da diese Muskelgruppen beim Schwimmen hauptsächlich beansprucht werden.

Workoutphasen

Aufwärmen durch langsames Ausführen der Übung
Dehnen mit Kurzprogramm
Walken/Laufen, Radfahren oder Schwimmen
Level 1: Führen Sie eine Übung mindestens 20 Minuten ohne Unterbrechung aus
Level 2: Führen Sie eine Übung mindestens 40 Minuten ohne Unterbrechung aus
Abwärmübung durch langsames Ausführen der Übung
Dehnen nur 1. Dehnphase

Kontrolltest

	Eingangstest	4-Wochentest	8-Wochentest	12-Wochentest
Datum				
Gewicht				
Körperfett				
Rechter Oberarm				
Linker Oberarm				
Brustmitte				
Taille				
Hüfte				
Rechter Oberschenkel				
Linker Oberschenkel				
Rechte Wade				
Linke Wade				
Beweglichkeitstest				
Koordinationstest				
Bauchtest				
Rückentest				
Ausdauertest				

Literaturverzeichnis

- Anderson, B.: Stretching. Dehnübungen, die den Körper geschmeidig und gesund erhalten, München 1996.
- Cooper, K.: Bewegungstraining, Frankfurt 1980.
- Delp, C.: Best Stretching. Dehn-Übungen für alle Sportarten, Stuttgart 2008.
- Delp, C.: Perfektes Workout mit Kleingeräten, Stuttgart 2008.
- Delp, C.: Thaiboxen basics, Stuttgart 2008.
- Delp, C.: Kampfsport Solotraining, Stuttgart 2007.
- Delp, C.: Perfektes Bodyweight-Training, Stuttgart 2007.
- Delp, C.: Das große Fitnessbuch, Stuttgart 2006.
- Delp, C.: Fitness für Kampfsportler, Stuttgart 2006.
- Delp, C.: Sixpack-Trainer, Stuttgart 2006.
- Delp, C.: Perfektes Hanteltraining, Stuttgart 2005.
- Delp, C.: Fitness für Frauen. Mit Claudia Hein (Miss Germany 2004), Stuttgart 2004.
- Delp, C.: Bodytraining für Zuhause basics, Stuttgart 2002.
- Deutsche Gesellschaft für Ernährung: Ernährungsbericht 2000, Frankfurt 2000.
- Petersen, O.: So einfach ist Fitness, Reinbek bei Hamburg 2002.
- Steffny, H./Pramann, U.: Perfektes Lauftraining, München 2003.

Buchteam

Ernst G.
Model und Fitness- und Kampfsportler
(2006).
represented by: no toys, Düsseldorf

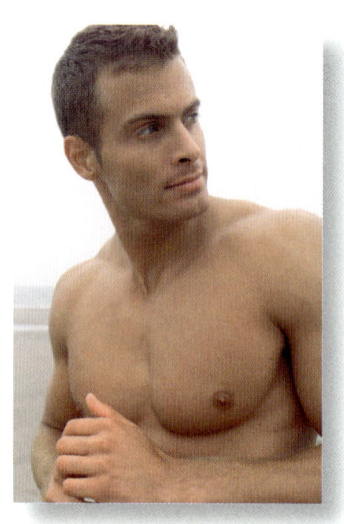

Autor
Christoph Delp, Diplom-Betriebswirt und
Autor. Trainer für Fitness und Muay Thai
(Thai-Boxen).
Neuste deutschsprachige Publikationen:
„Best Stretching" (2008),
„Perfektes Workout mit Kleingeräten" (2008),
„Thai-Boxen basics" (2008),
„Perfektes Bodyweight-Training" (2007),
„Kampfsport Solotraining" (2007),
„Das große Fitnessbuch"(2006),
„Sixpack-Trainer" (2006),
„Kickboxen basics" (2006),
„Perfektes Hanteltraining" (2005),
„Fitness für Kampfsportler" (2006).
www.christophdelp.de
www.muaythai.de

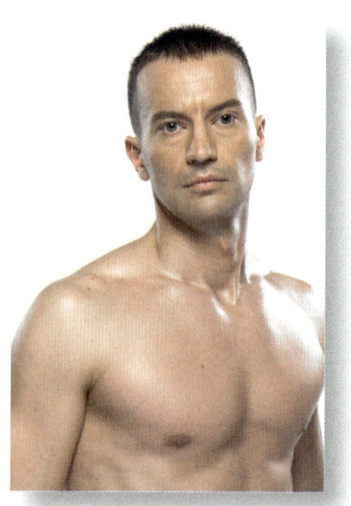

Bildverzeichnis

Fotos von Erwin Wenzel: Seite 5, 10, 15,
33, 50, 51, 52, 60, 61, 66, 67 (a + b),
68 (c), 69 (c), 70 (c), 73, 74, 75 (c), 76, 77,
78 (c), 79 (c), 85, 91 (a + b), 93, 95, 103
(a, b, c, d), 105 (a, b, c, d, e) 110 (a).
Alle anderen Fotos von Nopphadol Viwatkamolwat, www.astudioonline.com

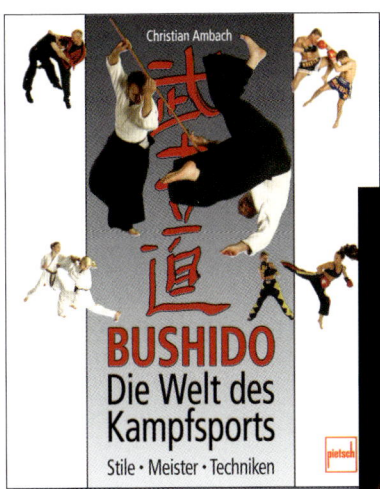
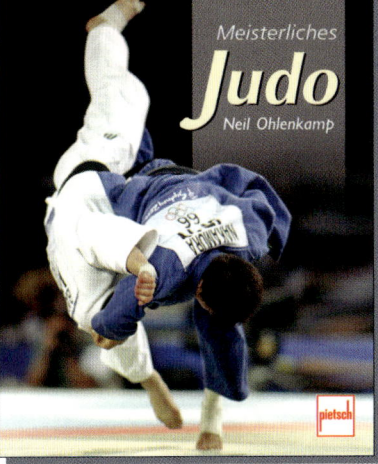
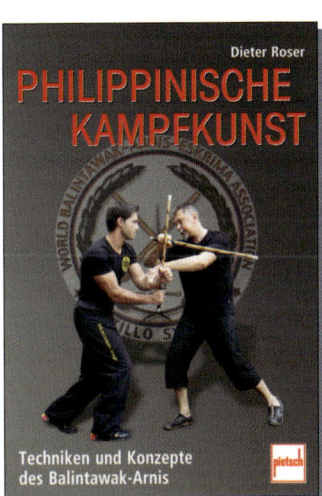
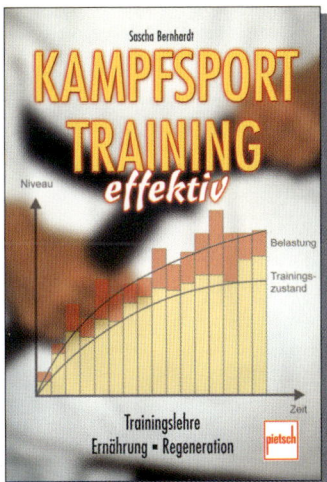
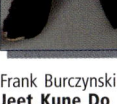
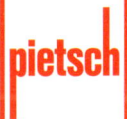

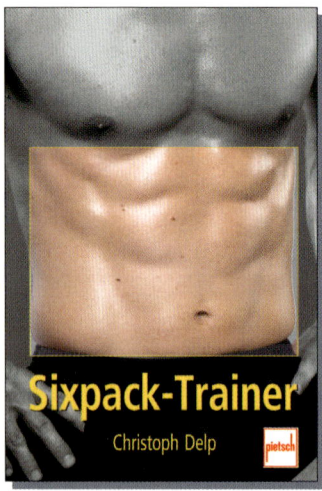
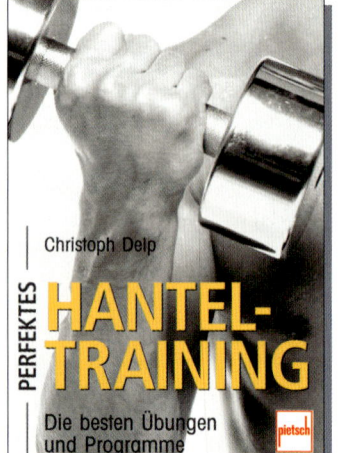
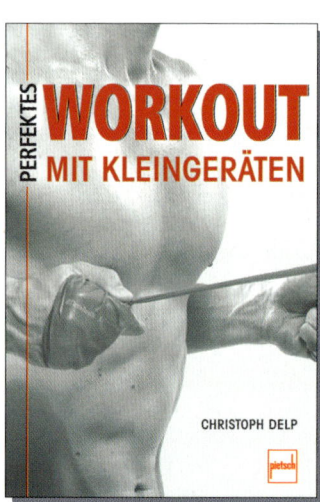
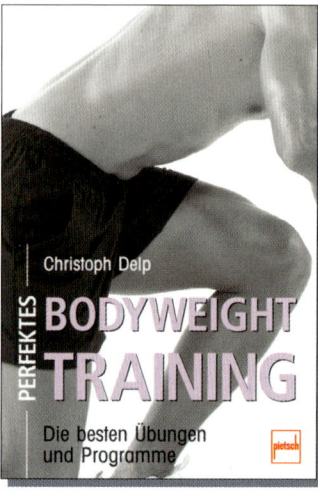
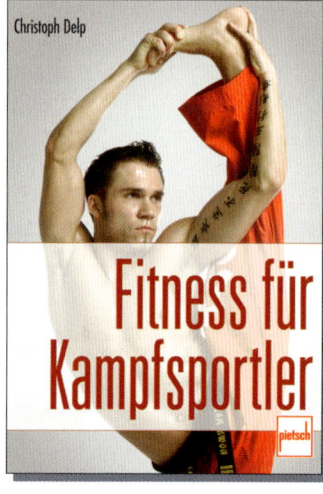
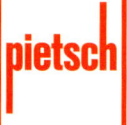